Das Veterinärwesen
einschließlich einiger verwandter Gebiete in Italien.

Nach Berichten des landwirtschaftlichen Sachverständigen beim Kaiserlich Deutschen Konsulat in Rom, Wirklichen Geheimen Ober-Regierungsrats Dr. T. Müller und nach anderen Quellen

bearbeitet durch

Regierungsrat Wehrle,
Mitglied des Kaiserlichen Gesundheitsamtes.

Sonderabdruck aus
„Arbeiten aus dem Kaiserlichen Gesundheitsamte", Band XLIV, Heft 4.

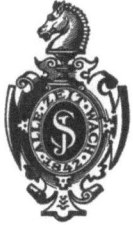

Springer-Verlag Berlin Heidelberg GmbH
1913.

ISBN 978-3-662-42309-7   ISBN 978-3-662-42578-7 (eBook)
DOI 10.1007/978-3-662-42578-7

Inhalt: I. Tierärztliches Personal. A. Organisation der Veterinärbehörde. B. Geprüfte Tierärzte; Tierärztliche Bildungsanstalten; Tierärztlicher Unterricht. C. Beamtete Tierärzte. — II. Viehbestand. A. Zahl der Tiere. B. Verhältnis des Viehbestandes zur Bevölkerung und zur Bodenfläche des Landes. C. Hauptsächliche Tierrassen. D. Viehhaltung und Viehverwertung. E. Viehversicherung. — III. Viehverkehr. A. Viehhandel, Ein- und Ausfuhr, Bestimmungsländer. B. Viehbeförderung auf Eisenbahnen und Schiffen. C. Viehmarktwesen, Beaufsichtigung der Viehmärkte, der Händlerställe und der Gastställe. — IV. Bekämpfung der Viehseuchen. A. Abwehrmaßregeln gegen die Einschleppung von Viehseuchen aus dem Auslande. a) Grenzkontrolle; b) Verbote und Beschränkungen der Ein- und Durchfuhr von Vieh, tierischen Rohstoffen und Erzeugnissen sowie von anderen Gegenständen, die Träger von Seuchenkeimen sein können (sog. giftfangenden Gegenständen); c) Viehseuchen-Übereinkommen. B. Bekämpfung der Viehseuchen im Inlande. a) Allgemeine gesetzliche Grundlagen; b) allgemeine Maßregeln gegen die Verbreitung von Viehseuchen; c) besondere Maßregeln zur Bekämpfung einzelner Seuchen: 1. Maul- und Klauenseuche, 2. Milzbrand, 3. ansteckende Krankheiten der Schweine; d) Statistische Angaben über Rauschbrand, Tollwut, Rotz, Pocken, Räude, ansteckendes Versiegen der Milch und Büffelseuche; e) Impfungen und Impfstoffbereitungsanstalten; f) staatliche Entschädigung bei polizeilich angeordneten Tötungen; g) Zustandekommen der Seuchenstatistik; h) Verhütung der Seuchenverschleppung nach dem Auslande. C. Desinfektion bei Viehseuchen. D. Unschädliche Beseitigung der Kadaver. Abdeckereiwesen. — V. Schlachtvieh und Fleischbeschau. A. Organisation der Schlachtvieh- und Fleischbeschau. Gesetzliche Grundlagen. Schlachthäuser. B. Ergebnisse der Schlachtvieh- und Fleischbeschaustatistik. C. Versorgung mit Fleisch und Fleischverbrauch. D. Vieh- und Fleischpreise; Zustandekommen der Preisnotierungen. E. Verbote und Beschränkungen der Einfuhr von Fleisch und Fett. F. Ausfuhrschlächtereien. G. Trichinenschau. Staatliche Schlachtviehversicherung.

I. Veterinärbehörden und tierärztliches Personal.

A. Organisation der Veterinärbehörde.

Das Veterinärwesen ist, soweit es sich um den tierärztlichen Dienst und die veterinärpolizeilichen Maßnahmen handelt, dem Ministerium des Innern unterstellt. Dagegen ist alles, was zur sogenannten Zootechnik gehört, die gesamte Viehzucht sowie wissenschaftliche Forschungen und Versuche, die sich auf Tierkrankheiten beziehen, dem Ackerbauministerium überwiesen.

Im Ministerium des Innern ist die Bearbeitung der Veterinärangelegenheiten einer besonderen Abteilung, nämlich der Veterinärabteilung der Generaldirektion für die öffentliche Gesundheitspflege, zugeteilt. Der Veterinärabteilung gehören an: 1 Divisionschef, 2 Veterinärsektionschefs, 2 Veterinärinspektoren und 6 Sekretäre[1], von denen 3 Tierärzte, 2 Landwirte sind und 1 als Verwaltungssekretär tätig ist.

Die Veterinärabteilung ("Servizio Zooiatico") gliedert sich in 2 Unterabteilungen mit nachstehenden Arbeitsgebieten.

I. Unterabteilung („Sektion"): Anwendung der Gesetze über Hilfeleistung und Überwachung im Tiergesundheitsdienst; Dienst der Provinzial-, Grenz- und Hafentierärzte; Beihilfen für die Besoldung von Bezirks- und Gemeindetierärzten; Entschädigung für auf polizeiliche Anordnung getötete Tiere; Veterinärdienst im Inland und in seinen Beziehungen zum Ausland; Internationale Übereinkommen über Handel, Ein- und Ausfuhr sowie zeitweilige Verbringung von Herden auf Alpweiden in benachbarte Gebiete des Auslandes („alpeggio").

Dieser Unterabteilung sind zugeteilt: 1 Tierarzt als Abteilungsvorsteher („Sektionschef"), 1 erster Verwaltungssekretär sowie je 1 Tierarzt und 1 Landwirt als Sekretäre.

II. Unterabteilung: Seuchen sowie allgemeine und besondere Bekämpfungsmaßnahmen; Forschungen und Untersuchungen über Infektionskrankheiten der landwirtschaftlichen Haustiere zum Zwecke von Kontroll- und Nachprüfungen; Beihilfen für prophylaktische Maßnahmen; Viehseuchenstatistik im In- und Ausland; wöchentliche Viehseuchen-Nachweisungen; Handelsverkehr mit Vieh im Inland; Wanderherden; Auftrieb und Abtrieb der Herden auf die Weiden und von den Weiden; veterinärpolizeiliche Überwachung der Messen und Viehmärkte; Desinfektion der Eisenbahn-Viehwagen; Maßnahmen bezüglich der Einfuhr von lebenden Tieren, tierischen Rohstoffen und Erzeugnissen aus dem Auslande.

In dieser Unterabteilung sind tätig: 1 Tierarzt als Abteilungsvorsteher („Sektionschef"), je 1 Tierarzt und 1 Landwirt als Sekretäre und 1 Hafentierarzt.

Angegliedert sind dieser Unterabteilung ein mikrobakteriologisches und ein chemisches Laboratorium zur Kontrolle und Nachprüfung technischer Fragen.

Als beratendes Organ steht dem Ministerium des Innern der Obere Gesundheitsrat zur Seite, in dem unter anderen auch Tierärzte und Landwirte entsprechend vertreten sind.

Der Obere Gesundheitsrat besteht aus 8 Medizinern, 2 im Gesundheitsdienst erfahrenen Ingenieuren, 2 Naturwissenschaftlern, 2 Chemikern, 3 Veterinären, 1 Apotheker, 1 Rechtskundigen, 2 Verwaltungsbeamten, 2 Vertretern der Landwirtschaftswissenschaft, die alle für je 5 Jahre durch Königliche Verordnung ernannt werden. Wenigstens 6 dieser Personen müssen ihren Wohnsitz in der Hauptstadt haben.

Weiterhin sind von Amts wegen im Oberen Gesundheitsrate vertreten:

Der Generaldirektor des öffentlichen Gesundheitsdienstes, ein Medizinalinspektor des Militärsanitätskorps, ein Medizinalinspektor des Marinesanitätskorps, der Oberst-

---

[1] Unter Sekretären in den italienischen Zentralbehörden versteht man die Anwärter auf die höheren Stellen im Verwaltungsdienste.

chef der Veterinärinspektion der Armee, der Generalstaatsanwalt beim Königlichen Appellationshof der Hauptstadt, der Generaldirektor der Handelsmarine, der Generaldirektor der Statistik und der Generaldirektor für Landwirtschaft im Ministerium für Landwirtschaft. Als Sekretär fungiert ein beamteter Arzt des Sanitätsamts im Ministerium des Innern.

Die Aufgaben und Befugnisse des Oberen Gesundheitsrats sind im wesentlichen folgende:

1. Er hat allen Gebieten und Tatsachen der öffentlichen Gesundheitspflege im Reiche seine Aufmerksamkeit zuzuwenden und darüber das Ministerium des Innern zu unterrichten.

2. Er schlägt diejenigen Maßnahmen und wissenschaftlichen Untersuchungen vor, die er für den Gesundheitsdienst für angebracht hält.

3. Er gibt Gutachten über die ihm vom Ministerium des Innern vorgelegten Fragen ab.

Das Gutachten des Oberen Gesundheitsrats muß jeweils in nachstehenden Fällen eingeholt werden:

bei allen in Fragen der öffentlichen Gesundheitspflege und des Gesundheitsdienstes zu erlassenden Verordnungen;

bei grundsätzlichen Fragen, die durch Lokalverordnungen veranlaßt werden;

bei großen Arbeiten von öffentlicher und hygienischer Bedeutung;

bei Berufungen gegen Entscheidungen der Präfekten infolge von Streitigkeiten zwischen Gemeinden und den beamteten Tierärzten und bei Berufungen von Gemeinden, Bürgern und öffentlichen Körperschaften gegen den Dienst und das Sanitätspersonal von Hospitälern und Privatanstalten;

bei Sonderverordnungen über die Reiskultur;

bei sonstigen in den einschlägigen Gesetzen vorgesehenen Fällen.

Der Obere Gesundheitsrat versammelt sich in ordentlichen und außerordentlichen Sitzungen. Erstere sind durch Gesetz und Verordnung festgelegt. Die letzteren werden vom vorgeordneten Minister je nach Bedürfnis anberaumt. Den Vorsitz führt ein vom Minister bestimmtes Mitglied des Oberen Gesundheitsrats.

Der Generaldirektor für den öffentlichen Gesundheitsdienst ist verpflichtet, den Gesundheitsrat über Tatsachen, betreffend die öffentliche Gesundheitspflege, über Studien die von Amts wegen ausgeführt sind, und über Maßregeln, die vom Ministerium beabsichtigt sind und zu denen es des Gutachtens des Gesundheitsrats bedarf, dauernd unterrichtet zu halten.

Der Zweiteilung in der Zentralstelle in ein beratendes Organ und eine ausführende Behörde entspricht eine gleiche Einteilung auch in der Provinzialinstanz. In jeder Provinz soll ein Provinzialgesundheitsrat und bei jeder Präfektur ein Gesundheitsamt bestehen, letzteres unter der Leitung des Provinzialarztes. Die Zusammensetzung des Provinzialgesundheitsrats entspricht derjenigen des Oberen Gesundheitsrats; in ihm ist stets ein Veterinär, in der Regel der Provinzialtierarzt vertreten; die Befugnisse und Pflichten dieser Behörde sind mit Beschränkung auf den engeren Verwaltungsbezirk ähnlich wie die des Oberen Gesundheitsrats. In dem der Oberleitung des Präfekten unterstehenden Gesundheitsamt ist ein Veterinär als Provinzialtierarzt vorgesehen.

Gemäß Artikel 18 des Gesetzes vom 26. Juni 1902[1]) ist in den Provinzen, in denen Viehzucht und Viehhandel eine besondere Bedeutung haben, ein Provinzialtierarzt unter der Oberleitung des Präfekten und des Provinzialarztes mit der tierärztlichen Überwachung beauftragt. Wo die Menge des Viehbestandes und die Ausdehnung der Provinz es verlangen, kann der Präfekt auch andere Tierärzte aus anderen Gemeinden derselben Provinz beauftragen, dem Provinzialtierarzt Unterstützung zu leisten. In den Provinzen, wo es an einem Provinzialtierarzt fehlt, können dessen Obliegenheiten dem Provinzialtierarzt einer benachbarten Provinz oder demjenigen Tierarzt, der im Provinzialgesundheitsrate Sitz und Stimme hat, durch den Minister übertragen werden.

Im Jahre 1909 hatten 20 von 69 Provinzen noch keinen eigenen Provinzialtierarzt. Es steht aber die Neuschaffung weiterer Provinzialtierarztstellen in Aussicht, so daß in absehbarer Zeit die Organisation des Provinzialveterinärdienstes abgeschlossen sein wird.

Die Provinzialtierärzte, für deren Auswahl und Ernennung besondere Vorschriften bestehen, werden durch Königliche Verordnung bestätigt. Ihre Gehaltsbezüge sind geregelt; die Gehälter fallen zur Hälfte dem Staate, zur Hälfte dem Provinzialverbande zur Last.

Neben den Provinzialtierärzten sind als Organe der Veterinärpolizei tätig die Grenz- und Hafentierärzte. Die ersteren werden vom Staate angestellt und bezahlt, die letzteren zum Teil noch vom Präfekten beauftragt und von den Interessenten auf Grund von Gebührentarifen entschädigt.

Für beide Beamtenklassen hat ein am 24. März 1907 erlassenes Gesetz neue Grundlagen geschaffen. In diesem Gesetze sind 42 Stellen von Grenz- und Hafentierärzten vorgesehen.

Schließlich sind als weitere ausführende Organe der Veterinärverwaltung die Gemeinde- (Bezirks-) Tierärzte zu nennen. Diese „Veterinarii condotti" sind entweder für den Bezirk einer oder mehrerer, zu einem Zweckverbande vereinigten Gemeinden angestellt. Schon in dem Gesetz, betr. die Gesundheitspflege und den öffentlichen Gesundheitsdienst vom 22. Dezember 1888[2]) ist den Präfekten die Befugnis erteilt worden, in den Gemeinden die Anstellung von Gemeindetierärzten vorzuschreiben. Das Gesetz von 1902 hat diese Befugnis genauer festgesetzt und die Zwangseinsetzung von Gemeindetierärzten gesichert. Durch tatkräftige Ausführung der bestehenden Vorschriften ist hiermit der Ausübung des örtlichen veterinären Überwachungsdienstes eine sichere Unterlage gegeben worden. Wenn auch gegenwärtig noch nicht alle Gemeinden des Königsreichs mit dem nötigen Personal versehen sind, so ist doch die Organisation auf das ganze Reich ausgedehnt, so daß das Netz immer dichter und die Bekämpfung der Tierseuchen immer wirksamer werden wird.

---

[1]) Veröffentl. d. Kaiserl. Gesundheitsamts 1902, S. 1018.
[2]) Desgl. 1889 Ergänzungsheft S. 145*.

Auch die Stellung der Gemeindetierärzte ist im allgemeinen gesichert; allerdings erfolgt erst nach dreijähriger Probezeit die dauernde Anstellung. Sie besitzen im wesentlichen alle Rechte der beamteten Tierärzte und der beamteten Gemeindeärzte („medici condotti"). Eine Entlassung kann nach Ablauf der dreijährigen Probezeit nur aus besonderen Gründen nach Anhörung des Provinzialgesundheitsrats und mit Zustimmung des Präfekten erfolgen. Zur Erhöhung der Gehälter trägt der Staat in Bedarfsfällen durch Zuschüsse bei, und eine Pensionskasse gewährt Sicherstellung für das Alter.

Besonders hervorzuheben ist, daß ein großer Teil des Veterinärdienstes in der Zentralbehörde vereinigt ist, und daß in dieser selbst das Veterinärpersonal eine starke Vertretung hat.

B. Geprüfte Tierärzte. Tierärztliche Bildungsanstalten. Tierärztlicher Unterricht.

Die Zahl der geprüften Tierärzte wurde am 31. Dezember 1909 auf 3204 angegeben. Davon waren Militärveterinäre 197 und diplomierte Ziviltierärzte 3025.

Neben den geprüften Tierärzten („veterinari laureati") gibt es noch eine verhältnismäßig geringe Anzahl von Empirikern („autorizzati") — am 31. Dezember 1909 waren es noch 105 —, denen die Ausübung der Tierheilkunde erlaubt ist. Das Bestreben ist aber mehr und mehr dahin gerichtet, sie ausschließlich geprüften Tierärzten vorzubehalten. Schon jetzt können nur geprüfte Tierärzte als Gemeindetierärzte angestellt oder bei irgend welchem öffentlichen Dienste verwendet werden. Hiermit geht Hand in Hand das Bestreben, die Vorbildung und Ausbildung der Tierärzte zu heben und damit gleichzeitig die soziale und wirtschaftliche Stellung der Tierärzte zu erhöhen.

Seit 1909 ist die Abschlußprüfung der Lyzeen oder gleichwertiger Bildungsanstalten zur Voraussetzung des tierärztlichen Studiums gemacht und damit die Vorbildung für das tierärztliche Studium der der übrigen Universitätsstudien gleichgestellt worden.

Das gesamte tierärztliche Bildungswesen untersteht dem Ministerium für den öffentlichen Unterricht.

Als Bildungsanstalten für Tierärzte kommen Universitäten mit entsprechenden Instituten, einzelne Fakultäten und besondere, nicht zu den Universitäten gehörige Universitäten in Betracht. Zu den ersteren gehören die Königlichen Universitäten in Bologna, Modena, Parma und Pisa, zu der zweiten Art zählen die freien Universitäten in Camerino und Perugia; zu der dritten die Tierärztlichen Hochschulen („Reale Scuola superiore de medicina veterinaria") in Mailand, Turin und Neapel.

An der Tierärztlichen Hochschule der Universität Pisa sind außer dem Direktor, der gleichzeitig Anatomie und Histologie lehrt, drei ordentliche Professoren tätig, und zwar:

1. für allgemeine Pathologie und pathologische Anatomie, für Gesundheitspolizei und Fleischbeschau,
2. für chirurgische Klinik und Geburtshilfe,

3. für spezielle Pathologie, medizinische Klinik und gerichtliche Veterinärmedizin.

Dazu kommen drei Hilfslehrer für spezielle tierärztliche Physiologie, Veterinärhygiene und Seuchenlehre und acht Privatdozenten, die in verschiedenen Fächern unterrichten, wie Tierzucht, Anatomie, Hygiene und Fleischbeschau. Von vier Professoren anderer Fakultäten werden gelesen: Botanik, allgemeine Chemie, Zoologie und vergleichende Anatomie sowie Arzneimittellehre.

Der Jahresbericht der tierärztlichen Hochschule zu Mailand für 1906/07 weist außer dem Direktor 2 ordentliche Professoren, 1 außerordentlichen und 7 Hilfsprofessoren, 15 Privatdozenten und 5 Assistenten nach.

An der Tierärztlichen Hochschule zu Bologna sind außer dem Direktor noch sieben Professoren und vier Privatdozenten tätig, und der Lehrkörper an dem Veterinärinstitut zu Parma setzt sich zusammen aus dem Direktor, 5 Professoren, 1 Privatdozenten und mehreren Assistenten.

In bezug auf die Erteilung von Berechtigungen zur Ausübung tierärztlicher Praxis usw. sind alle tierärztlichen Bildungsanstalten gleichwertig; an jeder einzelnen kann das Laureat erworben werden.

Die große Anzahl tierärztlicher Bildungsanstalten ist darauf zurückzuführen, daß diese Anstalten aus den verschiedenen Einzelstaaten, in die Italien früher zerfiel, in den Einheitsstaat mitherübergenommen worden sind.

Als Studienzeit zur Erreichung des Laureats sind vier Jahre vorgeschrieben. Nach italienischem Brauche werden innerhalb dieser vier Jahre verschiedene Prüfungen abgelegt. Am Schlusse des Studiums folgt die Laureatsprüfung, deren Ablegung die Vorbedingung für die Approbation und für die Bekleidung amtlicher Stellungen im Veterinärdienst ist. Die Ablegung dieser Prüfung berechtigt zur Führung der Titels „Dottore in Veterinaria".

Der tierärztliche Studiengang vollzieht sich beispielsweise in Neapel in folgender Weise:

Während der einzelnen Studienjahre sind nachstehende Unterrichtsgegenstände vorgeschrieben:

1. Jahr. Allgemeine Chemie; Experimentalphysik; Botanik; Zoologie; vergleichende Anatomie; beschreibende Anatomie; allgemeine Physiologie. (Für die beschreibende Anatomie und allgemeine Physiologie ist nur der Nachweis der Teilnahme erforderlich, die durch ein Zeugnis des betreffenden Dozenten darzutun ist.)

2. Jahr. Beschreibende Anatomie; anatomische Übungen; spezielle Veterinär-Physiologie; Histologie und histologische Übungen; äußere Bildung des Tierkörpers; allgemeine Pathologie.

3. Jahr. Allgemeine Pathologie und pathologische Anatomie; spezielle und medizinische Pathologie; chirurgische Pathologie; allgemeine Therapie und Pharmakologie; Pathologie; chirurgische Übungen; topographische Anatomie; Hygiene; Übungen in pathologischer Anatomie; medizinische Klinik; chirurgische Klinik. (Für spezielle Pathologie und die Kliniken ist nur der Nachweis der Beteiligung durch ein Zeugnis des betreffenden Lehrers erforderlich.)

4. Jahr: Medizinische Pathologie; chirurgische Pathologie; Operationslehre; Geburtshilfe; Sanitätspolizei und Fleischbeschau; Staats-Veterinärkunde; Tierzucht; chirurgische Übungen; medizinische Klinik; chirurgische Klinik.

Auf Vorschlag der Professoren und mit schriftlicher Zustimmung des Direktors finden je nach dem Unterrichtsbedürfnis klinische Exkursionen und besondere Veterinärbesuche außerhalb der Schule statt.

Die Jahresprüfungen haben sich auf den ganzen obligatorischen Lehrstoff des betreffenden Jahres zu erstrecken.

Für die Zulassung zur Laureatsprüfung ist erforderlich die Absolvierung aller Kurse des 4jährigen Studiums und die erfolgreiche Ablegung aller vorausgegangenen Prüfungen in den obligatorischen Lehrfächern.

Das Laureatsexamen besteht in einer mündlichen Verteidigung der vom Kandidaten im Anschluß an eine von ihm geschriebene Dissertation aufgestellten Thesen und in einer praktischen Prüfung.

Die Bedingungen für das Bestehen der Prüfung und die etwaige Erteilung eines besonderen Lobes sind wie bei den Jahresprüfungen geregelt.

Neben dem Unterricht dienen die tierärztlichen Lehranstalten auch der wissenschaftlichen Forschung, insbesondere der Seuchenforschung. Auf Anregung der unter den Schädigungen der Viehseuchen, insbesondere unter der Maul- und Klauenseuche, stark leidenden landwirtschaftlichen Kreise ist nach dem Muster des bakteriologischen Instituts der Landwirtschaftskammer in Halle a. S. im Jahre 1908 eine „Stazione sperimentale per lotta contro l'afta e per la polizia veterinaria pratica" bei der Tierärztlichen Hochschule in Mailand gegründet worden. Diese Anstalt ist besonders zur Erforschung der Maul- und Klauenseuche bestimmt. Sie bildet zwar keinen Teil der Tierärztlichen Hochschule, steht aber unter der Leitung ihres Direktors. Sie ist ein privates Unternehmen, das durch die Beiträge von landwirtschaftlichen Vereinigungen, Banken, Kassen, anderen Körperschaften, Gemeinden und Privaten unterhalten wird, und zu dem der Staat einen Zuschuß leistet. Das auf Anregung des Instituto Reale dell' incorraggiamento in Neapel errichtete Seuchenforschungsinstitut steht ebenfalls nur mittelbar mit der Tierärztlichen Hochschule von Neapel in Zusammenhang.

C. Beamtete Tierärzte.

Bei der Besprechung der Organisation des Veterinärdienstes im allgemeinen wurde bereits hervorgehoben, daß in der Zentralbehörde 2 Veterinäre, 2 Veterinärinspektoren und 3 Veterinärsekretäre angestellt sind. In den 69 Provinzen Italiens waren im Jahre 1909 49 Stellen von Provinzialtierärzten besetzt, die Besetzung der noch übrigen 20 Stellen stand aber in Aussicht. Die Zahl der 1909 vorhandenen Hafen- und Grenztierarztstellen betrug 42. In allen Grenzbezirken gegen das feste Land sind Grenztierarztstellen errichtet, von denen aus an 74 Grenzstationen zur Ein- und Ausfuhr gelangendes Vieh untersucht wird. Von den Häfen haben nur wenige (Genua, Livorno, Neapel, Brindisi und Venedig) besondere Hafentierärzte in beamteter Stellung; in den übrigen ist der Dienst anderen Tierärzten übertragen.

Im ganzen beläuft sich sonach die Zahl der in beamteter Stellung befindlichen Tierärzte auf 98. Dazu kommen nach der Zählung vom 31. März 1908 1838 Gemeinde- und Bezirkstierärzte, von denen 1267 in einzelnen Gemeinden, 571 in Verbandsbezirken, umfassend 2896 Einzelgemeinden, angestellt waren. Dem Heere gehören 179 Militärtierärzte an.

Allgemeine Vorbedingung für die Bekleidung amtlicher Tierarztstellen ist die Ablegung der Laureatsprüfung. Ein besonderes ein für allemal festgesetztes Staatsexamen, das nach mehrjähriger tierärztlicher Praxis abzulegen ist und zur Anstellung als beamteter Tierarzt berechtigt, besteht in Italien nicht, dagegen wird bei der Besetzung der Grenz-, Hafen- und Provinzialtierarztstellen ebenso wie bei denjenigen der Veterinärinspektoren beim Ministerium von den Bewerbern die Ablegung einer besonderen, von Fall zu Fall anberaumten Bewerbungsprüfung verlangt.

Die Gehälter der Provinzialtierärzte betragen in 3 Klassen 2500, 3000 und 3500 Lire[1]). Die gleichen Bezüge haben die Grenz- und Hafentierärzte. Die Pensionsverhältnisse sind geregelt.

II. Viehbestand[2]).

A. Zahl der Tiere.

Durch Gesetz vom 14. Juli 1907 wurde die Ausführung einer allgemeinen Viehzählung in Italien angeordnet. Die Zählung fand am 19. März 1908 statt und ist die erste geordnet ausgeführte Erhebung über die Viehbestände Italiens überhaupt. Eine Zählung der Pferde und Maultiere wurde im Jahre 1876, eine mehr als Schätzung zu betrachtende statistische Aufnahme der übrigen Tiergattungen 1881 letztmals vorgenommen.

Die Erhebung vom 19. März 1908 war eine Zählung von Stall zu Stall durch Beauftragte der Gemeinden, die an der Hand einer vorher aufgestellten Liste alle Wirtschaftshöfe, Meiereien, Käsereien, Ställe und Pferdehaltereien, Schaf- und Schweinehaltungen, Schlachthöfe und Viehmärkte besuchten und die Zählkarten ausfüllten. Die Zählung erstrekte sich auf Pferde, Esel, Maulesel, Maultiere, Rindvieh, Schweine, Schafe, Ziegen. Mit Rücksicht auf die besonderen italienischen Verhältnisse war mit Absicht ein sehr einfaches Schema gewählt worden.

Die Zählung erfolgte durch die Gemeinden unter Oberleitung des Tierzuchtdienstes im Ackerbauministerium und unter Überwachung von zu diesem Zwecke gebildeten Provinzial-Kommissionen. Den Provinzial-Kommissionen lag die Zusammenstellung für den Provinzialbezirk ob.

---

[1]) 1 Lira = 100 Centesimi = 1 Frank.

[2]) Dr. T. Müller, Italiens Viehbestand, seine Ein- und Ausfuhr von Vieh und Vieherzeugnissen. Mitteilungen der Deutschen Landwirtschaftsgesellschaft 1909 S. 292.

Nach den Hauptergebnissen der Zählung war der Bestand an Vieh in Italien folgender:

	1908	1876	1881	Vermehrung 1908	in %
Pferde	955 051	657 544	—	297 507	45,0
Esel	848 988	—	674 246	174 742	25,8
Maultiere	371 926	293 868	—	94 503	28,0
Maulesel	16 435				
Rindvieh	6 190 990	—	4 783 232	1 427 120	29,7
Büffel	19 362				
Schweine	2 503 733	—	1 163 916	1 339 817	113,3
Schafe	11 160 420	—	8 596 108	2 564 312	29,5
Ziegen	2 714 513	—	2 016 307	698 206	34,5.

Nimmt man an, daß die Ermittlung der Jahre 1876 und 1881 den Viehbestand einigermaßen richtig erfaßt hätten, so läßt die neue Erhebung eine starke Zunahme bei allen Tiergattungen erkennen. Abgesehen von den Schweinen, deren Bestand sich mehr als verdoppelt hat, ist bei den übrigen Tiergattungen eine Vermehrung um rund 30% gegenüber den letzten Ermittlungen eingetreten.

Über Alter und Geschlecht der einzelnen Tiergattungen gibt die Viehzählung vom 19. März 1908 folgende Auskunft.

Es waren vorhanden:

Pferde.

Fohlen unter 3 Jahren	107 006	Stück
Über 3 Jahre alte Pferde (Hengste) . . .	5 318	„
Stuten zur Zucht	97 608	„
Arbeitspferde (Hengste und Wallachen) . .	415 446	„
Stuten	329 673	„
Im ganzen	955 051	Stück
Esel	848 988	„
Maultiere	371 926	„
Maulesel	16 435	„

Rindvieh.

Kälber unter 1 Jahr	1 389 130	„
Zuchtstiere	128 527	„
Färsen und Kühe	3 399 637	„
Ochsen	1 273 696	„
Im ganzen	6 190 990	Stück
Büffel	19 362	„

Schweine.

Ferkel unter 2 Monaten	522 176	Stück
Ferkel von 2 Monaten bis 1 Jahr . . .	833 064	„
Über 1 Jahr alt:		
Eber	50 896	„
Zuchtsauen	321 406	„
Alle übrigen Schweine	746 191	„
Im ganzen	2 503 733	Stück

Schafe.

Lämmer unter 1 Jahr	2 737 338	„
Über 1 Jahr alt:		
Böcke	372 763	„
Schafe	7 882 727	„
Hammel	167 592	„
Im ganzen	11 160 420	Stück
Ziegen	2 714 513	„

B. Verhältnis des Viehbestandes zur Bevölkerung und zur Bodenfläche des Landes.

Die Bevölkerung Italiens belief sich nach dem Stande vom 1. Januar 1908 auf 33 809 776 Einwohner, und die Gesamtbodenfläche des Landes betrug 286 682 qkm.

Nach dem durch Viehzählung vom 19. März 1908 ermittelten Viehbestand entfielen auf

	100 Einwohner	1 Quadratkilometer
Pferde	2,82	3,33
Esel	2,50	2,96
Maultiere und Maulesel . . .	1,14	1,35
Rinder (ausschließlich Büffel) .	18,26	21,59
Schweine	7,38	8,73
Schafe	32,91	38,93
Ziegen	8,00	9,47.

Aus einer im Berichte für den landwirtschaftlichen Etat Italiens im Jahre 1909 enthaltenen vergleichenden Übersicht über den Viehbestand der europäischen Länder ist zu erkennen, daß Italien bezüglich der Hauptnutzviaharten als verhältnismäßig arm zu bezeichnen ist. Nur an Eseln, Mauleseln, Maultieren und Ziegen ist ein verhältnismäßig großer Reichtum vorhanden. Eine Berechnung nach Stück Vieh auf den Quadratkilometer in den verschiedenen europäischen Ländern ergibt, daß Italien unter den europäischen Ländern folgende Stellen einnimmt:

die 1. Stelle bei Eseln, Maultieren und Mauleseln,
„ 2. „ „ Ziegen,
„ 7. „ „ Schafen,
„ 10. „ „ Rindvieh,
„ 12. „ „ Pferden und Schweinen.

Nach der Stückzahl auf 100 Einwohner berechnet, nimmt Italien ein:
die 3. Stelle bei Eseln, Maultieren und Mauleseln,
„ 5. „ „ Ziegen,
„ 9. „ „ Schafen,
„ 15. „ „ Pferden, Rindern und Schweinen.

C. Hauptsächliche Tierrassen.

Pferde.

Der Pferdebestand Italiens ist aus der Mischung sehr verschiedener Rassen hervorgegangen, die sich im allgemeinen auf vier Grundformen, die asiatische, afrikanische, germanische und belgische Rasse, zurückführen lassen. Auf der Grundlage dieser Ursprungsformen, die aber nicht scharf abgrenzbar, sondern vielfach wieder unter sich vermischt sind, wird gegenwärtig in der Hauptsache sogenanntes Halbblut gezüchtet. Man kann demnach folgende Rassen unterscheiden:

1. Das Friauler oder Friulaner Pferd, das in Ost-Venetien heimisch ist. Es ist ein gutes Wagenpferd (Artilleriepferd), das in seinen Formen den asiatischen Ursprung, herrührend von den Einfällen der Türken und Ungarn nach Italien, nicht verleugnet. Durch Kreuzungen mit russischen, amerikanischen und englischen Trabern ist man bemüht, die Rasse weiter zu verbessern.

2. Das Ferrarische Pferd, das in einem nur kleinen Gebiet, im Ferrarischen, in der Landschaft Emilia und der Nieder-Lombardei, in geringer Anzahl gezogen wird. Es ist ebenfalls ein gut geformtes, aber etwas kleineres und leichteres Wagen- und Reitpferd als das Friauler Pferd.

3. Das Maremmenpferd, das auf germanischen Ursprung mit orientalischem Einschlag zurückgeführt wird, wurde früher hauptsächlich in den Maremmen von Grosetto gehalten und galt als ein leistungsfähiges Soldatenpferd. Heute ist es als besondere Zuchtrasse nahezu verschwunden.

4. Auch das Salerner Pferd, das hauptsächlich in der Provinz Salerno und in der Basilikata gezüchtet wurde, ist in seiner ursprünglichen Form nicht mehr vorhanden. Es ist in dem Neapolitaner Pferd aufgegangen, das als Zug- und Reittier für leichtes Gewicht geschätzt wird.

5. Das Sardische Pferd, das noch vereinzelt auf der Insel Sardinien gezogen wird, ist ein sehr edles aber kleines Pferd (1,30 bis 1,55 m), dessen Ursprung auf das afrikanische (Berber) Pferd zurückgeleitet wird. Dieses für Militärzwecke etwas zu kleine sardische Pferd ist jetzt fast ausschließlich durch Halbblutzucht verdrängt worden, aus der sich die sardinische Artillerie ihr Pferdematerial auswählt.

Die Zucht des „kaltblütigen Pferdes" erreicht nur in der Hoch-Lombardei eine nennenswerte Ausdehnung. Das Zuchtmaterial stammt meist aus Belgien. Auch mit Clydesdale-, Norfolk- und Bretonerpferden sind Zuchtversuche in Italien gemacht worden, die jedoch angeblich nicht befriedigt haben.

Englisches Vollblut und Traber werden vereinzelt zu Sportzwecken gezüchtet.

Außerdem aber wird englisches Vollblut und Halbblut allgemein zur Hebung der Landespferdezucht verwendet.

Der zur Hebung der italienischen Pferdezucht eingerichtete Gestütsdienst umfaßt Hengstdepots sowie Hengststationen und sieht außerdem die Verstellung der Halbblutstuten an private Züchter vor. Staatliche Gestüte bestehen nicht. Im Jahre 1911 waren 7 Hengstdepots über das Land zerstreut. Sie umfaßten 544 Hengststationen mit 799 staatlichen Hengsten.

Von den staatlichen Hengsten waren im Jahre 1911:

Vollblut { englisch . . . . 85 = 10,64%
orientalisch 101 }
anglo-arabisch 55 } . . . . . . 156 = 19,52 „

Vollblutkreuzung I. Grades . . . . 120 }
„ II. „ . . . . 253 } = 53,19 „
Traber . . . . 52 }

Schwere Zugpferde (Belgier, Ardenner, Clydesdaler) 133 = 16,65 „ .

Neben den staatlichen Maßnahmen zur Hebung der Pferdezucht sind 2 große Züchtervereinigungen in dieser Richtung tätig: der Jokey-Club Italiano und die Unione ippica italiana per le corse al trotto. Hengsthaltungsgenossenschaften sind hauptsächlich in der Provinz Cremona, vorwiegend zur Förderung der Zucht des belgischen schweren Arbeitspferdes gebildet.

Die Maultier- und Mauleselzucht ist stark verbreitet; namentlich werden in den Abruzzen und auf Sizilien ausdauernde, wenn auch dem hierbei verwendeten Pferdematerial entsprechende kleine Bastarde gezüchtet.

Auch die Eselzucht spielt eine erhebliche Rolle. Besonders bekannt sind die Esel der Insel Pantelleria. Sie sind zwar verhältnismäßig klein, aber durch rasche, sichere Gangart ausgezeichnet. Auch zur Maultierzucht werden sie häufig verwendet. Größer, aber viel langsamer und phlegmatischer sind die Esel von di Martina Franca, die zur Zucht großer Maultiere verwendet werden.

Rinder.

Ähnlich wie bei den Pferden, ist auch bei dem italienischen Rinderbestand die Aufstellung und Abgrenzung bestimmter Rassen deshalb erschwert, weil durch Vermischung der einzelnen Typen untereinander sowie mit Tieren, die aus dem Ausland eingeführt wurden, zahlreiche Mischformen entstanden sind.

Fast jede Landschaft (regione) nimmt für sich das Vorhandensein besonderer Rassen (Schläge) in Anspruch, die schließlich ihrem Ursprung nach alle mehr oder weniger miteinander übereinstimmen und nur durch örtliche Einflüsse entstandene Unterschiede aufweisen. Für Italien im ganzen kann man etwa folgende Hauptrassen unterscheiden:

Das Piemonteser Vieh stellt sich als eine kleine, meist einfarbig gelbe oder rote Gebirgsrasse dar, die wahrscheinlich aus Kreuzungen zwischen rotem Keltenvieh, Braunvieh und Fleckvieh entstanden ist. Sämtliche Schläge dieser Rasse zeichnen sich durch kräftigen Körperbau, Widerstandsfähigkeit und bei aller Anspruchslosigkeit durch verhältnismäßig hohe Milchleistung und Mastfähigkeit aus. Man unterscheidet verschiedene Schläge dieser Rasse, von denen insbesondere zu nennen sind:

Das Vieh von Canavese (hauptsächlich in der Provinz Turin verbreitet), das Vieh von Demonte (hauptsächlich in der Provinz Cuneo), das Vieh von Pinerolo und Luserno und das Bergvieh in den Tälern von Valsesio, Val d'Aosta, Susa, Doro Riparia usw.

Das **Oberitalienische Vieh** ist eine Mischung von rotem Keltenvieh teils mit Schweizer Braun- und Fleckvieh, teils mit Steppenvieh. Hinter der oft bedeutenden Arbeitsleistung und Mastfähigkeit dieser Tiere bleibt ihre Milchergiebigkeit zurück. Als dieser Rassengruppe zugehörig unterscheidet man in den einzelnen Landschaften nachstehend bezeichnete Viehschläge:

In Piemont wird außer dem bereits erwähnten Gebirgsvieh noch ein größerer Landschlag gezüchtet; in der Lombardei findet sich braunes, wahrscheinlich durch Kreuzung mit Schwyzervieh entstandenes Höhenvieh und, namentlich in der Umgebung von Mantua, ein mit Simmentalern gekreuztes Vieh; in Venetien treten neben der sogenannten apulischen oder pugliesischen Rasse (dem romanischen Vieh angehörig) sowie dem Vieh von Belluno und Friaul Mischlinge von Keltenvieh mit Steppenvieh, auch Kreuzungen mit Freiburger, Simmentaler und Tiroler Vieh hervor; in Ligurien ist der piemontesische Landschlag stark verbreitet, daneben findet sich das seiner Arbeitsleistung wegen besonders geschätzte Vieh von Parma-Reggio mit dem Hauptzuchtgebiet von Pontremolese.

Das **romanische Vieh** ist ein großes muskulöses Steppenvieh von graublauer Farbe, das hauptsächlich zur Arbeitsleistung und Fleischnutzung verwendet wird; seine Milchergiebigkeit ist gering. Diese Rasse ist hauptsächlich über Mittel- und Süditalien verbreitet, weniger in Norditalien heimisch und dort meist von anderen Viehschlägen durchkreuzt. Zu dieser Rassengruppe gehören folgende Schläge:

Das **Pugliesische oder Podolische Vieh** ist in Norditalien in der Gegend von Mailand bis Padua verbreitet; es ist ein hervorragendes Arbeitstier, in Farbe grau bis silberweiß.

Das **Kampagna-Vieh** ist in Umbrien und der Campagna di Roma zu Hause; es ist graublau mit schwarzem Flozmaul und weit geschwungenen Hörnern.

Das **Maremmen-Vieh** ist ein in den Maremmen von Toskana wild aufwachsender Viehschlag von mittlerer Größe aber kräftigem Körperbau und erheblicher Widerstandsfähigkeit. Gezähmt eignen sich die Tiere sehr gut zur Arbeit.

Das **Chianatal-Vieh** ist meist weiß oder hellgrau und sehr groß, es erreicht eine Widerristhöhe von 1,62 bis 1,67 m. Es hat seinen Ursprung und seine größte Verbreitung in dem ebenen Chianatal selbst, ist aber auch in den hügeligen Teilen Toskanas und Umbriens weit verbreitet. Zur Arbeitsleistung und Milchproduktion ist es sehr geeignet. Dem Chianatalvieh ist die Razza siense (Siena) an Aussehen und Körperform sehr ähnlich. Sie ist aber größer und zu schwerer Arbeit besonders geeignet.

Das **Mucco-Vieh** ist ein in der Gegend von Pisa gezüchteter an Haarfarbe kastanienbrauner bis schwarzer Viehschlag, der sich neben befriedigender Arbeitsleistung auch durch Milch- und Fleischergiebigkeit auszeichnet. Gegenwärtig wird dieser Viehschlag vielfach durch die Einfuhr von Schwyzer Vieh, mit dem er sich an Milchergiebigkeit nicht messen kann, verdrängt.

Das Marceggiana-Vieh ist in der Provinz Marken und Umbrien verbreitet. Ein Kreuzungsprodukt des Marceggiana- mit Chianatalvieh ist das Romagnolavieh (Romagnola di San Maura Romagna), ein sehr geschätztes, frühreifes für Arbeit und Mästung gleichmäßig geeignetes Vieh, das in allen Teilen der adriatischen Küste Verbreitung gefunden hat.

Das Adriatische Vieh ist klein bis mittelgroß, weiß oder hellgrau, teils rein erhalten, teils mit Chianatalvieh gekreuzt und in Latium und den südlichen Teilen Italiens am Adriatischen und Mittelländischen Meere verbreitet.

Das Sizilianische Vieh ist klein bis mittelgroß; seine Farbe ist meist rot in verschiedenen Abtönungen, zuweilen rotbunt. Man unterscheidet einen langhörnigen und einen kurzhörnigen Schlag. Der letztere, als Modicavieh bekannt, teilt sich in die Unterschläge Modicano, Mezzolino und Montanino. Die Tiere sind arbeitsfähig und dabei ziemlich milchergiebig und mastfähig. Häufig werden sie mit Schwyzervieh gekreuzt.

Das Sardische Vieh ist noch im Innern der Insel Sardinien vorhanden; seine Arbeitsleistung und sein Fleisch werden geschätzt, der Milchertrag ist äußerst gering. Zur Verbesserung dieses Fehlers wird andauernd mit Schwyzervieh gekreuzt.

Die staatlichen Maßnahmen zur Förderung der Rindviehzucht erstrecken sich unter anderem auf Einrichtung und Unterhaltung von Bullenstationen, Regelung der Bullenkörung, Unterstützung der Einfuhr von Zuchtbullen, Gewährung von Prämien für die Einrichtung von Kälberweiden, Veranstaltung und Unterstützung von Zuchtvieh- und Schlachtviehausstellungen, Gründung von Viehversicherungsvereinen, von Genossenschaftsmolkereien und deren Zusammenfassung zu Verbänden, Unterstützung von Züchtervereinigungen und von Vereinigungen zur Verwertung der tierischen Erzeugnisse.

Alle diese Bestrebungen sind jedoch verhältnismäßig neu und dem Empfinden der landwirtschaftlichen Bevölkerung häufig noch ungewohnt. Insbesondere mangelt es vielfach an Verständnis für bewußte und einheitliche Zuchtbestrebungen. Abgesehen von wenigen Distrikten in der Lombardei, Venetien und der Emilia mit weit vorgeschrittener landwirtschaftlicher Entwicklung haben deshalb in Italien Züchtervereinigungen noch keinen rechten Boden zu fassen vermocht.

Büffel.[1]

Der Büffel wird noch über ganz Italien hin in sumpfigen Gegenden gehalten. Hauptgebiete der Büffelhaltung sind: Latium (mit der römischen Campagna), das südliche Adriatico (Foggia, Bari, Potenza) und das südliche Mediterraneo (Maremmen bei Caserta und die Ebene von Salerno). Nach der Zählung von 1908 wurde ein Gesamtbestand von 19362 Büffeln nachgewiesen; es wird aber angenommen, daß ihre Anzahl größer, im allgemeinen allerdings im Rückgang und nur im südlichen Mediterraneo in Zunahme begriffen ist.

---

[1] Nach den Mitteilungen von Dr. A. Stazzi „Il bestiame Bufalino in Roma e in Italia". Bolletino degli agricolteri italiani 1910 Nr. 4 u. 5.

Der zahme Büffel ist ein sehr gelehriges, starkes, lebhaftes und ausdauerndes Arbeitstier. Büffelfleisch hat einen eigenartigen Geruch, der je nach der Zubereitungsart und nach dem Alter der Tiere mehr oder weniger stark hervortritt. Außerdem hat das Fleisch ein höheres spezifisches Gewicht und eine dunklere Färbung als Ochsenfleisch, auch gilt es im allgemeinen als grobfaseriger. In den zehn Jahren von 1900 bis 1909 wurden in Neapel 4221 ausgewachsene Büffel und 6794 Büffelkälber geschlachtet, während sich diese Zahlen in dem gleichen Zeitraum für Rom auf 3259 und 3405 stellten. Die Milch der Büffelkühe hat ein hohes spezifisches Gewicht, einen leicht aromatischen Geruch und einen Fettgehalt von 8 bis 9 %. Die Milchgewinnung ist dadurch erschwert, daß sich die Büffelkuh nur melken läßt, wenn ihr Kalb in der Nähe ist; die Tagesmenge des Gemelkes beträgt 4 bis 6 Liter. Die Milch dient fast ausschließlich zur Käsebereitung und wird nur vereinzelt anderer Milch zur Buttergewinnung hinzugesetzt. Der frische, ungesalzene Käse aus Büffelmilch kommt unter verschiedensten Benennungen, wie nova di bufola, provatura, ricotta in den Handel, ein gesalzener und geräucherter Büffelkäse ist unter dem Namen mazzoline bekannt.

Schafe.

Fast jede Landschaft hat eine oder mehrere Schafrassen aufzuweisen. Es sind teils große, lang- und rauhwollige Landschafe (wie das Bergamaskerschaf und andere Piemonteser und lombardische Rassen), teils kleinere Bergschafe, darunter das Vissanoschaf mit weißer, glänzender Wolle und andere von schwarzer Farbe mit rauher Wolle.

Neben diesen Landschaften finden sich jeweils auch Kreuzungen mit Merinos. So ist das Paduaner Schaf eine Kreuzung von Bergamasker und Merinoschaf. Nach dem südlichen Teil des Landes zu herrscht immer mehr das Merinoschaf vor. Eine Kreuzung des Vissaner Schafes mit Merino macht einen großen Teil des Bestandes der Wanderherden im Toskanischen und in Latium aus. In Apulien ist das Apulische Edelschaf verbreitet, das dem Merino sehr nahekommt. Es ist auch in den übrigen Gegenden Süditaliens neben noch vorhandenen Landrassen verbreitet. In Sizilien finden sich neben anderen Landrassen noch Reste afrikanischer Fettschwanzschafe.

Schweine.

Neben Landrassen kleinster Art, deren Vertreter, wie die Rasse von Cavour und Garlasko, im Alter von 15 Monaten kaum 115 bis 150 kg Gewicht aufweisen, gibt es große langgebaute, hochbeinige Rassen, wie die Lombardischen und mehr noch die Bologneser Schweine.

Die Romanischen Schweine sind gute Weideschweine.

Das Neapolitanische Schwein ist im Süden viel verbreitet; es soll zur Herausbildung des York- und Berkshireschweins gedient haben.

In Apulien, der Basilicata und in Calabrien wird ein dunkles und fast wildschweinartiges Landschwein gezüchtet, das sich als Weideschwein gut bewährt.

Als Weideschweine (gute Wühler) gelten auch die rötlichen Sardinerschweine, die mit ihrem hochgebauten Vorderkörper und ihrem ganzen Aussehen nach dem

Wildschwein sehr ähnlich sind; sie dienen zu einem sehr großen Teile zur Versorgung des Marktes von Rom. Im übrigen wird in Italien das Yorkshireschwein vielfach zur Erzeugung von Kreuzungsprodukten verwendet.

Ziegen.

Im Norden Italiens sind mehrere den alpinen verwandte Ziegenrassen verbreitet; im Süden wird neben einheimischen Rassen die Maltaziege als gute Milchziege gehalten.

D. Viehhaltung und Viehverwertung.

Im allgemeinen ist die Viehhaltung Italiens durch den natürlichen Charakter des Landes bestimmt. Dieser weist auf eine vorwiegend ausgedehnte Viehwirtschaft hin, ungeachtet dessen, daß einzelne Landesteile, insbesondere das große und landwirtschaftlich hochentwickelte Gebiet der Poebene, nach Zahl und Ausnutzung des Viehbestandes zu den bestkultivierten gerechnet werden können. Die ausgedehnte Viehwirtschaft Italiens ist bedingt durch das Vorwiegen des Berglandes über die ebenen Teile und durch den Charakter der letzteren wieder, die sich aus sumpfigen, nur Weidebetrieb zulassenden Maremmen und campagnaähnlichen Geländen zu einem großen Teile zusammensetzen. Italien besteht zu 65% aus Bergland; der Rest von 35% ebenen Geländes verteilt sich auf die große Poebene und auf wenige, die Gebirge durchsetzende Talebenen sowie auf zahlreiche, Italiens langgestreckte Küstengebiete auf beiden Seiten seiner Längsausdehnung begleitende maremmenartige Ebenen. Aus dieser natürlichen Bildung des Landes erklärt sich, daß ein großer Teil der überhaupt als ertragfähig angesehenen Fläche aus Wiesen- und Weideland besteht.

Der durch diese Verhältnisse bedingte Wirtschaftsbetrieb erstreckt sich auf alle Tiergattungen.

Die Pferdezucht hat ihre hauptsächliche Verbreitung in den Maremmen Toscanas (Grosseto), dem Tavoliere Apuliens, der Campagna Roms, den pontinischen Sümpfen und anderen maremmenartigen Landschaften.

Die Rindviehzucht ist in den Alpengebieten mit ihren Tälern und den Weidegelegenheiten in den hochgelegenen Alpenweiden, in der großen paduanischen Ebene und in den weiten Maremmengefilden, wo das podolische Rind und zum kleinen Teile Büffel ihre Verbreitung haben, im großen Maße entwickelt. Ganz fehlt sie kaum in einem Landesteil; sie ist reicher aber dort entwickelt, wo die Besitzungen in Colonate aufgeteilt und im Mezzadriasystem bewirtschaftet sind, als dort, wo Latifundienbetrieb vorwaltet und die Bevölkerung in den städtischen Gemeinden eng zusammengedrängt wohnt, wie in Sizilien und in den südlichen Gebieten des Festlandes.

Die Schafzucht ist in den Alpen und Vorbergen, in der römischen Campagna und in den Maremmen sowie in den Weiden des langgestreckten Apennins und der Abruzzen auf Wanderweidebetrieb eingerichtet. Dieser Betrieb ist sogar ein von der eigentlichen Landwirtschaft losgelöster selbständiger Betrieb; die Herdenbesitzer sind vielfach gar nicht Besitzer von Land, sondern nur Pächter der Weidenutzung, die sie den Besitzern für die Zeit der Weidemonate abpachten. In der römischen Campagna wie in dem Tavoliere Apuliens weiden die großen Herden Sommer und Winter, ohne jeglichen Schutz von Stallungen.

Auch in der Schweinezucht ist noch heute der Weidebetrieb ziemlich verbreitet; er gründet sich auf die noch in großem Umfang betriebene Eichelmast. Naturgemäß ist aber bei der Schweinezucht diese Art des Betriebs beschränkt, sie ist noch in höherem Maße an den Sitz des landwirtschaftlichen Betriebs, an das Gehöft, gebunden, als die Schafzucht. Sie ist auch Gegenstand besonderer Pflege in allen Kleinbetrieben und in den Gegenden, wo sich eine rege Rindviehhaltung mit Molkerei- und Käseindustrie entwickelt hat, mit dieser eng verknüpft und sogar Gegenstand lebhaften Mast- und Zuchtbetriebs geworden.

Als solche Gegend mit rege betriebener Viehwirtschaft können die gesamte Poebene und die in die Vorberge sich erstreckenden Ausläufer dieser Ebene gelten. Hier herrschen, durch die natürliche Lage bedingt, Wiesenbau, zum großen Teil unter Bewässerung ausgeführt, und ein geregelter, in die Fruchtfolge aufgenommener Futterbau vor; hier ist der Sitz der Molkerei- und Käseindustrie, hier auch das Feld für die Entwickelung des genossenschaftlichen Betriebs. Auf alle Arten der Viehhaltung, mit Ausnahme der Schafhaltung, die aus diesen Gegenden mit hochentwickeltem Betriebe sich wegzieht, greift hier die starke Ausnutzung über auf die Pferdezucht, die mehr Stallaufzucht wird, und auf die Schweinezucht, die zur Ausbildung von Mastbetrieben führt. Langsam vollzieht sich auch hier eine Verbreitung des intensiven Betriebs auch in die südlicher gelegenen Teile, in die Täler und Vorberge des Apennins, und zwar in unmittelbarer Folge der Verbreitung des künstlichen Futterbaues, dessen Einschiebung in die Fruchtfolge mit Bewußtsein angestrebt wird und sich stetig, wenn auch langsam vollzieht.

Die Viehverwertung ist in ihren Hauptzügen gleichfalls durch die ausgedehnte Bewirtschaftung bedingt.

Die Pferdezucht hat nur in verschwindendem Maße den Betrieb einer Hochzucht zum Zweck. Sie dient in erster Linie der Versorgung der Armee, der Industrie und der Städte mit Pferden. Dem landwirtschaftlichen Betrieb ist die Verwendung der Pferde als landwirtschaftliches Arbeitstier noch in den größten Teilen Italiens fremd; vorwiegend wird der Ochse zur landwirtschaftlichen Arbeit benutzt. Eine Ausnahme machen auch hier wieder die Gegenden des paduanischen Italien, in deren rege betriebener Landwirtschaft das Pferd als Arbeitstier eine etwas größere Verwendung findet. Im allgemeinen aber und insbesondere in den gebirgigen Teilen des Landes findet dagegen das Pferd, noch mehr aber das Maultier, der Maulesel und Esel als Reit- und Zugtier sowie als Lastträger Verwendung.

Die Rindviehverwertung ist jeweils durch die Eigenart der Gegend bestimmt. Eine ausgeschlossen einseitige Ausnutzung ist selten; nur in den Alpen und den Gegenden mit künstlich bewässerten und natürlichen Wiesen ist Milchgewinnung zum Zweck der Käse- und Butterbereitung für die Zuchtrichtung bestimmend. Aber auch hier trifft man ausgesprochene Milchrassen nur selten an; man verliert den Nebenzweck, gute Arbeitstiere zu gewinnen oder nebenbei für den Fleischmarkt zu sorgen, nicht aus den Augen. Deshalb ist im allgemeinen die Haltung von Tieren mit vereinigter Leistung vorwiegend, sei es, daß Milch- und Arbeitsleistung, Milchgewinnung und Gewinnung frühreifer, sich gut mästender Tiere oder Arbeitsleistung und Fleischleistung zu vereinigen gesucht werden. Da, wo auf Milchgewinnung größerer Wert gelegt wird, sieht man daher vielfach gleichzeitig die Aufzucht und Mästung junger Stiere und Ochsen für den Fleischmarkt betont; wo die Aufzucht von Arbeitsochsen Gegenstand besonderer Zuchtrichtung ist, legt man gleichzeitig Wert darauf, daß die Rasse auch für spätere Mästung der Ochsen gut geeignet ist, und außerdem werden aus diesen Gebieten die überflüssigen Kälber dem Markte zugeführt. Im allgemeinen bevorzugt der Italiener das Fleisch junger Tiere. Es gibt Märkte, auf denen sogenanntes schwarzes Fleisch, d. i. das Fleisch älterer Tiere, höchstens als Suppenfleisch Abnahme findet. Das Kälberschlachten — man nennt es in Kreisen, die für eine Verbesserung der Zuchtrichtung eintreten, gern das „bethlehemitische Kindermorden" — ist in der Tat so ausgedehnt, daß dadurch der Bestand wirklicher Zuchten außerordentlich gefährdet ist. In weiten Teilen des Landes ist Milchgewinnung zur Butter- und Käsebereitung überhaupt unbekannt; hier wird lediglich Aufzucht getrieben, und die Milch findet nur Verwendung zur Aufzucht der Kälber, es ist sogar das Melken gänzlich unbekannt. Den Gegensatz hierzu bilden die Milchviehhaltungen in der Nähe großer Städte, in deren Umgebung sich ein Kreis von Abmelkwirtschaften entwickelt hat, die meist mit Schwyzerkühen ausgestattet sind.

Auch in der Schafhaltung ist vereinigte Leistung bestimmend. Die großen Schafe der Alpengebiete werden fast alle auch als Milchschafe zur Käsegewinnung benutzt. Die Wollgewinnung spielt bei ihnen eine geringere Rolle; die rauhe Wolle dient fast ausschließlich dem häuslichen Verbrauche. Auch bei den Wanderherden ist Milchgewinnung zur Käsebereitung sehr verbreitet, so z. B. bei den Herden der römischen Campagna; der Pecorinokäse ist ein immer wichtiger werdender Gegenstand der Ausfuhr (1908 wurden davon 51569 dz im Werte von 10829280 Lire ausgeführt). Bei Herden, die sich der Merinorasse nähern, tritt dagegen die Wollgewinnung mehr in den Vordergrund. Hammelhaltung zur Mästung ist nur gering; dagegen ist die Verwertung von Lämmern zur Fleischnahrung sehr verbreitet, in den südlichen Städten bis Rom und Florenz ist das Fleisch der „Agnelli" ein sehr beliebter Artikel.

Die Ziegennutzung ist sowohl Fleisch- wie Milchnutzung. Das Fleisch der „Capretti" ist im ganzen Süden sehr beliebt; auch auf den römischen Speisekarten fehlt es selten. Die Milchnutzung der Ziegen steht in den südlichen Gegenden derjenigen des Rindviehs weit voran; die Versorgung der Städte geschieht zum Teil noch heute durch das Herantreiben der Ziegenherden auf die öffentlichen Plätze der Städte und selbst der einzelnen Tiere in die Etagen der Häuser, wo sie vor den Augen der Milchabnehmer gemolken werden.

Die Schweinenutzung ist naturgemäß ausschließlich Fleischnutzung. Als frisches Fleisch findet Schweinefleisch in Italien keine ausgedehnte Verwendung; im Sommer ist sein Verbrauch überhaupt, wenn nicht verboten, so durch die Gewohnheit ausgeschlossen. Auf den meisten Märkten wird das Schweineschlachten bereits Ende April bis Anfang Mai eingestellt. Besonders beliebte Verbrauchsgegenstände sind die trockenen, muskulösen, gut geräucherten Schinken sowie geräucherter Speck und Schmalz.

In den bäuerlichen Haushaltungen werden regelmäßig Schweine geschlachtet; man versorgt sich für den Sommer mit der geräucherten Ware. Frisches Fleisch findet auch hier nur gelegentlich und ausnahmsweise Verwendung. Ein ziemlich verbreiteter Verbrauchsgegenstand ist auch das Spanferkel. Dem Romreisenden bekannt ist das Schweinefest in Grotta ferrata, wo als Abschluß der Schweinesaison ein öffentlicher Markt abgehalten wird. Dort sind reihenweise ganze Tierkörper von 8 bis 10 Monate alten Schweinen, tüchtig mit Salbeikraut ausgestopft, am Spieße gebraten aufgereiht, um in den zahlreichen Osterien sofort verzehrt zu werden. Auf diesem Markte versorgt sich der Landbewohner und der alter Überlieferung huldigende Römer mit einem Vorrat geräucherter Schinken für den Sommer.

Eine nach der Viehzählung von 1882 aufgestellte Schätzung des gesamten Ertrags aus der Viehhaltung ergibt:

<pre>
    aus Fleisch . . . .   569 705 000 Lire
     „ Knochen . . . .   7 500 000 „
     „ Wolle . . . .   35 000 000 „
     „ Milch . . . .   198 735 000 „
     „ Häuten . . . .   46 800 000 „
     „ Arbeit und Zuwachs . . . 321 170 000 „
                                 1 178 910 000 Lire.
</pre>

1892 schätzte die Generaldirektion des landwirtschaftlichen Ministeriums den Rohertrag aus der Viehhaltung auf 1424 Millionen Lire. Die recht erhebliche Vermehrung der Viehbestände, die inzwischen durch die neuere Viehzählung festgestellt worden ist, läßt heute auf einen recht bedeutenden Mehrwert des Rohertrags schließen. Der Wert des Viehbestandes selbst, der 1884 auf 2 423 584 193 Lire geschätzt wurde, wird gegenwärtig auf etwa 4 Milliarden Lire berechnet.

E. Viehversicherung.

Eine staatliche Viehversicherung besteht in Italien nicht, überhaupt ist hier keine auf öffentlich-rechtlicher Grundlage beruhende Versicherung vorhanden.

Auch das private Versicherungswesen ist für Viehversicherung kaum entwickelt. Versuche und Ansätze nach dieser Richtung haben zu unbefriedigenden Ergebnissen geführt.

Die einzige Art der bestehenden Versicherung ist die der Gegenseitigkeitsversicherung fast ausschließlich in Form kleiner örtlicher Kassen und Gilden, die sich selten über größere Bezirke erstrecken. Ihre Zahl ist nicht unbedeutend, ihre Form außerordentlich verschieden. Sie sind im wesentlichen nichts mehr, als ein Mittel, gewöhnliche Durchschnittsverluste auf eine größere Zahl Beteiligter in mehr oder minder primitiver Weise zu verteilen. Bei dem Eintreten größerer Schäden und einer allgemeinen Kalamität versagen sie; Reservefonds sind kaum oder nur in ungenügendem Maße vorhanden. Zusammenschluß zu größeren Verbänden zum Zweck der Rückversicherung fehlt selbst in den vorgeschrittensten landwirtschaftlichen Gebieten.

Über Schlachtviehversicherung sowie über die staatliche Entschädigung bei polizeilich angeordneten Tötungen vergl. Seite 52 und Seite 41.

III. Viehverkehr.

A. Viehhandel. Ein- und Ausfuhr. Bestimmungsländer.

Den Binnenverkehr Italiens mit Vieh zu verfolgen, ist kaum möglich. Für einzelne Schlachtviehmärkte größerer Städte läßt sich zwar die Herkunft einzelner Vieharten feststellen, man würde aber auch daraus nur ein unzulängliches Bild des gesamten Binnen-Viehverkehrs gewinnen.

Genau läßt sich dagegen der Verkehr mit dem Ausland in Ein- und Ausfuhr verfolgen. Italien hat im letzten, der Statistik zugänglichen Jahre 1911 eine Gesamteinfuhr an Pferden, Maultieren, Eseln, Rindvieh, Schafen und Schweinen gehabt im Werte von über 82 Millionen Lire, während die Ausfuhr sich auf etwas über 12 Millionen Lire belief. Bei sehr schwankenden Verhältnissen der Ein- und Ausfuhr in den einzelnen Jahren hat sich doch immer die Notwendigkeit einer regelmäßigen Zufuhr aus dem Ausland entwickelt.

Die nachfolgenden für die Jahre 1906 bis 1911 zusammengestellten Angaben beleuchten dies im Einzelnen:

Die Einfuhr von Pferden betrug Stück:

Aus den Ländern	1911	1910	1909	1908	1907	1906
a) Pferde 1,38 m hoch — Österreich-Ungarn	15 218	18 559	24 704	19 009	6 548	11 517
Frankreich	4 838	4 579	3 791	3 663	2 836	2 726
Niederlande	328	255	344	375	158	—
Europäische Türkei	18	79	16	41	15	—
Andere Länder	3 639	2 112	1 602	1 075	590	1 089
Zusammen	24 041	25 584	30 457	24 163	10 147	15 332
b) andere Pferde — Österreich-Ungarn	6 471	11 183	13 089	15 341	4 304	3 381
Europäische Türkei	1 808	1 609	1 309	2 139	1 643	896
Frankreich	1 292	1 180	624	—	—	—
Andere Länder	3 133	986	257	907	295	1 586
Zusammen	12 704	14 958	15 279	18 387	6 242	5 863

Die Ausfuhr betrug Stück:

	1911	1910	1909	1908	1907	1906
a) Pferde 1,38 m hoch ohne Angabe der Länder	578	509	581	681	1 350	782
b) Andere Pferde ohne Angabe der Länder	90	140	218	131	303	572
Zusammen	668	649	799	812	1 653	1 354

Der Wert der Einfuhr belief sich:
 1911 auf Lire 32 933 800   1908 auf Lire 35 536 950
 1910 „   „ 36 018 600   1907 „   „ 13 813 800
 1909 „   „ 39 572 450   1906 „   „ 17 380 300.

Der Wert der Ausfuhr belief sich:
 1911 auf Lire 532 500   1908 auf Lire 480 650
 1910 „   „ 535 750   1907 „   „ 976 000
 1909 „   „ 646 500   1906 „   „ 783 800.

Bei Pferden ist das Überwiegen der Einfuhr über die Ausfuhr bereits seit vielen Jahren eine regelmäßige Erscheinung. Es ist seit dem Jahre 1908 besonders stark hervorgetreten und hält sich seitdem auf annähernd gleicher Höhe.

Die Einfuhr von Maultieren betrug:

	1911	1910	1909	1908	1907	1906
Aus Frankreich	2 446	1 925	1 372	1 990	1 524	2 785
Aus andern Ländern	830	827	420	382	58	86
Zusammen Stück	3 276	2 752	1 792	2 372	1 582	2 871
Im Werte von Lire	2 686 320	2 256 540	1 433 600	1 470 640	980 840	1 750 020

Die Ausfuhr betrug ohne Angabe des Bestimmungslandes:

	1911	1910	1909	1908	1907	1906
Stück	4 596	524	575	641	667	690
Im Werte von Lire	3 447 000	393 000	402 500	397 420	413 540	427 800

Auch hier ist im allgemeinen eine steigende Mehreinfuhr erkennbar; die starke Ausfuhr des Jahres 1911 hängt wohl mit dem Kriege in Tripolis zusammen.

An Eseln wurden eingeführt:

	1911	1910	1909	1908	1907	1906
Stück	1 634	1 540	1 468	1 644	1 186	1 055
Im Werte von Lire	228 760	215 600	190 840	197 280	142 320	126 600

Ausgeführt wurden:

	1911	1910	1909	1908	1907	1906
Stück	1 970	1 305	1 200	2 271	1 762	2 024
Im Werte von Lire	315 000	208 000	180 000	272 520	211 440	242 880

Bei den Eseln bestand im Gegensatz zu den Pferden eine regelmäßige Mehrausfuhr wechselnden Umfanges bis zum Jahre 1908. In den Jahren 1909 und 1910 ist dagegen eine Mehreinfuhr zu verzeichnen, die allerdings in 1911 wieder durch eine Mehrausfuhr ersetzt wird. Die hohe Ausfuhrziffer dieses Jahres hängt wahrscheinlich mit dem Kriege zusammen.

An Rindvieh wurden eingeführt:

	Aus den Ländern	1911	1910	1909	1908	1907	1906
Ochsen	Österreich	90	888	2 190	—	—	—
	Serbien	4 826	17 094	8 563	1 523	506	344
	Europäische Türkei	1 004	2 553	774	433	110	90
	Argentinien	14 497	1 774	2 750	848	418	95
	Andere Länder	9 063	4 935	1 753	3 612	48	486
	Zusammen Stück	29 480	27 244	16 030	6 416	1 082	1 015
	Im Werte von Lire	16 214 000	14 984 200	7 854 700	3 047 600	513 950	482 120
Stiere	Zusammen Stück	3 924	5 408	3 644	1 216	228	128
	Im Werte von Lire	2 943 000	4 056 000	2 550 800	753 920	141 360	79 360
Kühe	Österreich-Ungarn	648	2 373	11 209	21 561	897	1 325
	Frankreich	15 418	12 896	219	—	—	—
	Montenegro	237	254	122	160	14	319
	Serbien	1 596	4 161	2 314	102	8	13
	Schweiz	3 457	3 188	4 845	6 545	1 767	2 185
	Andere Länder	1 653	5 652	4 708	639	198	703
	Zusammen Stück	23 009	28 524	23 417	29 007	2 884	4 545
	Im Werte von Lire	12 654 950	15 633 200	11 708 500	13 343 220	1 326 640	2 186 400
Jungvieh	Österreich-Ungarn	684	5 274	32 195	57 912	375	1 673
	Serbien	1 028	1 461	1 009	239	92	14
	Schweiz	1 628	1 415	2 516	4 517	1 401	921
	Andere Länder	5 440	5 318	4 580	1 155	571	1 081
	Zusammen Stück	8 780	13 468	40 300	63 823	2 439	3 689
	Im Werte von Lire	3 336 400	5 117 840	14 108 150	21 699 820	829 260	1 291 150
Kälber	Österreich-Ungarn	1 593	4 417	6 153	21 150	668	2 865
	Frankreich	72 276	64 186	9 253	2 754	267	6 324
	Serbien	4 121	3 985	4 311	—	16	3
	Schweiz	7 716	9 422	5 942	11 477	3 978	5 822
	Andere Länder	3 323	13 430	9 545	2 427	449	506
	Zusammen Stück	89 029	95 440	35 204	37 808	5 378	15 520
	Im Werte von Lire	20 476 670	21 951 200	7 036 800	7 183 520	1 021 820	3 104 000

Die Ausfuhr an Rindvieh betrug:

	Nach den Ländern	1911	1910	1909	1908	1907	1906
Ochsen	Österreich-Ungarn	255	—	—	98	1 008	396
	Schweiz	1 156	2 629	5 703	7 292	24 432	6 533
	Andere Länder	7 283	190	433	442	1 572	1 422
	Im ganzen Stück	8 694	2 819	6 136	7 832	27 012	8 351
	Im Werte von Lire	6 085 800	1 973 300	3 988 400	4 072 670	14 046 240	4 342 520
Stiere	Im ganzen Stück	20	27	11	153	312	743
	Im Werte von Lire	19 500	17 550	6 600	84 915	175 160	412 365

	Nach den Ländern	1911	1910	1909	1908	1907	1906
Kühe	Österreich-Ungarn	80	22	17	86	1 624	576
	Frankreich	53	37	141	288	242	732
	Schweiz	175	229	188	293	756	356
	Andere Länder	69	140	177	280	419	407
	Im ganzen Stück	377	428	523	947	3 041	2 071
	Im Werte von Lire	169 650	192 600	209 200	331 450	1 070 650	817 380
Jungvieh	Im ganzen Stück	66	102	56	241	1 244	184
	Im Werte von Lire	25 080	38 760	19 600	81 940	422 960	64 400
Kälber	Im ganzen Stück	855	1 620	3 567	3 083	8 073	2 029
	Im Werte von Lire	221 250	405 000	784 740	585 770	1 533 870	405 800

Der Gesamtwert an Rindvieh belief sich in Lire

	1911	1910	1909	1908	1907	1906
bei der Einfuhr	55 625 020	61 742 440	43 258 950	46 028 080	3 833 030	7 142 987
" " Ausfuhr	6 521 286	2 627 210	5 008 540	5 156 715	17 246 880	6 042 465

Demnach Wert der Mehreinfuhr:

Lire	49 103 734	59 115 230	38 250 410	40 871 365	—	1 100 522

Demnach Wert der Mehrausfuhr:

Lire	—	—	—	—	13 413 850	—

Bei Rindvieh zeigen sich die größten Schwankungen sowohl zwischen den einzelnen Jahren wie im Verkehr mit den einzelnen Ländern. Im ganzen ist aber bemerkenswert ein seit dem Jahre 1908 eingetretener Umschwung; die Ausfuhr geht stark zurück, die Einfuhr wächst in noch stärkerem Maße, und während in den Jahren von 1893 bis 1907 im Durchschnitt eine Mehrausfuhr stattfindet, die zwischen 13 000 und 25 000 Stück schwankt, beginnt von 1908 ab eine Mehreinfuhr, die im Durchschnitt der Jahre 1908 bis 1911 sich auf 136 372 Stück beläuft. Die näheren Einzelheiten dieser Verhältnisse ergeben sich aus der folgenden Aufzeichnung:

Jahre	Ausgeführt Stück	Eingeführt Stück	Mehrausfuhr Mehreinfuhr	
1885 bis 1887	41 976	54 331	Mehreinfuhr	12 355
1888 bis 1892	25 163	36 200	"	11 037
1893 bis 1897	39 607	20 333	Mehrausfuhr	19 274
1898 bis 1902	40 843	15 285	"	25 558
1902 bis 1907	34 098	20 969	"	13 129
Dagegen im Durchschnitt 1908 bis 1911 jährlich	9 392	145 764	Mehreinfuhr	136 372.

Die Ein- und Ausfuhr an Schafen, Ziegen und Schweinen in den Jahren 1906 bis 1911 war folgende:

Es wurden eingeführt Stück:

	1911	1910	1909	1908	1907	1906
Schafe	1 128	4 419	7 049	8 540	5 263	4 486
Im Werte von Lire	28 200	110 475	140 980	145 180	89 471	76 262
Ziegen	1 002	5 446	7 942	5 183	1 867	2 429
Im Werte von Lire	25 050	136 150	158 840	86 411	31 739	41 293
Schweine	1 845	8 144	30 472	18 553	10 818	1 036
Im Werte von Lire	164 521	1 113 609	3 657 175	609 745	515 253	38 323
Im ganzen im Werte von Lire .	217 771	1 360 234	3 956 995	841 336	636 463	155 878

Es wurden ausgeführt Stück:

	1911	1910	1909	1908	1907	1906
Schafe	17 068	35 447	27 698	30 568	36 161	32 411
Im Werte von Lire	426 700	866 175	593 960	519 656	614 737	550 987
Ziegen	264	1 114	2 913	833	2 680	1 557
Im Werte von Lire	6 600	27 850	58 260	14 161	45 560	26 469
Schweine	21 763	30 871	1 736	4 171	21 871	86 325
Im Werte von Lire	1 059 135	2 411 805	101 920	337 178	2 260 641	8 317 396
Im ganzen im Werte von Lire .	1 492 435	3 305 830	754 140	870 995	2 920 938	8 894 852

Nach diesen beiden Ausweisen hat die Einfuhr von Schafen eine anhaltende Verminderung erfahren, das gleiche tritt aber auch bei der Ausfuhr hervor. Immerhin überwiegt die Ausfuhr die Einfuhr erheblich. Bei Ziegen ist zeitweilig die Einfuhr stark gestiegen, während die Ausfuhr eine Neigung zur Abnahme zeigte. Im letzten Berichtsjahre (1911) haben Ein- wie Ausfuhr eine starke Abnahme erfahren.

Die Schweineeinfuhr hat nach einem erheblichen Aufschwung in den Jahren 1908 und 1909 in den beiden Jahren 1910 und 1911 eine starke Abnahme erfahren, während die Ausfuhr nach einem sehr starken Nachlassen in den Jahren 1908 und 1909 in den beiden Jahren 1910 und 1911 wieder erhebliche Zunahme erfuhr. In diesen beiden Jahren überwog die Ausfuhr erheblich die Einfuhr.

Im ganzen betrachtet, weisen die Verhältnisse der Ein- und Ausfuhr in Italien eine gewisse Unbeständigkeit auf. An dieser tragen wohl zunächst die wechselnden Futterernten in Italien und den ihm benachbarten Ländern (Schweiz und Österreich) schuld. In einzelnen Jahren ist die Futterernte Italiens eine reiche gewesen, während die Nachbarländer infolge knappen Futters zum Abstoßen von Vieh genötigt waren. Auch das Auftreten von Seuchen wirkt auf die Verschiebung von Ein- und Ausfuhr mit ein. Italien hat in den letzten Jahren eine recht erhebliche Ausbreitung der

Maul- und Klauenseuche durchgemacht, was sicherlich nicht ohne Einfluß auf die Gestaltung von Ein- und Ausfuhr geblieben ist. Aber unter Berücksichtigung dieser Einflüsse macht sich doch in den letzten Jahren eine dauernde Abnahme der Ausfuhr und eine Steigerung der Einfuhr an Vieh bemerkbar. Die Erklärung hierfür findet sich in dem auch in Italien hervorgetretenen stärkeren Fleischverbrauch, der von einer Erhöhung der Fleischpreise begleitet wird. Ohne Zweifel hat sich mit der wachsenden Wohlhabenheit Italiens, mit der steigenden Erhöhung der Arbeitslöhne, eine starke Zunahme des Fleischbedarfs entwickelt, dem die eigene Viehproduktion Italiens nicht mehr Genüge zu leisten vermag. Es ist bekannt, daß auch in Italien lange die Frage der Einfuhr gekühlten und gefrorenen Fleisches unentschieden blieb, bis in den letzten Jahren das Bedürfnis nach Fleischzufuhr alle Bedenken überwinden ließ. Auch sind in Jahren des Mangels Länder, die früher bei der Einfuhr von Vieh kaum in Betracht kamen, als starke Lieferanten aufgetreten, so Frankreich in den Jahren 1910 und 1911.

Überblickt man die Vieheinfuhr und Ausfuhr Italiens im ganzen, so zeigt sich, daß Italien mehr ein empfangendes als ein gebendes Land geworden ist. Das zeigen deutlich die nachstehenden Übersichten über den

Gesamtwert der Ein- und Ausfuhr:

	Einfuhr in Lire					
	1911	1910	1909	1908	1907	1906
Pferde . . .	24 041 000	25 583 000	28 877 150	35 536 950	13 813 800	17 380 300
Maultiere . .	2 686 320	2 256 540	1 433 600	1 470 640	980 840	1 780 020
Esel	228 760	215 600	190 840	197 280	142 320	126 600
Rindvieh . .	55 625 020	61 742 440	43 258 950	46 028 080	3 833 030	7 142 987
Schafe . . .	28 200	110 475	140 980	145 180	89 471	76 262
Ziegen . . .	25 050	136 150	158 840	86 411	31 739	41 293
Schweine . .	164 521	1 113 690	3 657 175	609 745	515 253	38 323
	82 798 871	91 157 895	77 717 535	84 074 286	19 406 453	26 585 785

	Ausfuhr in Lire					
	1911	1910	1909	1908	1907	1906
Pferde . . .	483 000	458 750	526 600	480 650	976 000	783 800
Maultiere . .	3 447 000	393 000	402 500	397 420	413 540	427 800
Esel	315 000	208 000	180 000	272 520	201 440	242 880
Rindvieh . .	6 521 286	2 627 210	5 008 540	5 156 715	17 246 880	6 042 465
Schafe . . .	426 700	866 175	593 960	519 656	614 737	550 987
Ziegen . . .	6 600	27 850	58 260	14 161	45 560	26 469
Schweine . .	1 059 135	2 411 805	101 920	337 178	2 260 641	8 317 396
	12 258 721	6 992 790	6 871 780	7 178 300	21 758 798	16 391 797
Mehreinfuhr .	70 540 150	84 165 105	70 845 755	76 895 986	—	10 193 988
Mehrausfuhr .	—	—	—	—	2 352 345	—

Hierbei ist allerdings das Geflügel nicht mit in Betracht gezogen, dessen Aufzucht und Ausfuhr im italienischen Volkshaushalt eine erhebliche Rolle spielt. Die Ein- und Ausfuhrziffern hierfür verschieben das Bild etwas zugunsten Italiens. Der Wert der Mehrausfuhr an totem und lebendem Geflügel belief sich im Jahre 1911 auf 10827990 Lire und an Eiern und Eigelb auf 37137970 Lire. Allerdings zeigt sich auch hier gegen das Jahr 1908 eine Abnahme der Mehrausfuhr. Im Jahre 1908 betrug die Mehrausfuhr an Geflügel und Eiern noch etwa 6 Millionen Lire mehr.

B. Viehbeförderung auf Eisenbahnen und Schiffen.

Für die Viehbeförderung auf den Eisenbahnen dienen gewöhnlich geschlossene Wagen, die für Schweine und Schafe zweistöckig eingerichtet sind. Besondere Sicherheits- und Schutzvorrichtungen außer gewissen Vorrichtungen an den Fußböden, um das Ausgleiten und Fallen der Tiere zu verhüten, bestehen nicht. Für den Versand von Geflügel bildet der Transport in ein- oder mehrstöckigen Körben oder Käfigen die Regel. Auf den Schiffen sind von besonderen Einrichtungen lediglich die Anbringung von festen oder beweglichen Ständen zur Herstellung von Buchten in denjenigen Räumen des Schiffes, in denen das Vieh Aufnahme finden soll, und die besondere Vorbereitung der Fußböden zu bemerken. Über die Desinfektion der Wagen und Schiffe, die zur Beförderung von Vieh gedient haben, sind in der Veterinärpolizeiverordnung vom 3. März 1904[1]) nachstehende Vorschriften enthalten:

Wagen, Käfige usw., die zur Beförderung von Vieh oder tierischen Abfällen gedient haben, müssen nach der dieser Verordnung beigefügten Instruktion gereinigt und desinfiziert werden (vergl. S. 42).

Die Eisenbahnverwaltungen haben für die Reinigung und Desinfektion der Wagen, die zur Beförderung von Vieh (Pferden, Rindern, Schafen, Schweinen und Geflügel) oder ihrer Abfälle gedient haben, in der Regel innerhalb 24 Stunden nach der Entladung Sorge zu tragen, auch wenn es sich nur um teilweise beladene Wagen handelt. Ist dies an Ort und Stelle nicht tunlich, so müssen die Wagen plombiert und in kürzester Frist nach einer benachbarten Station befördert werden, wo die Desinfektion ausgeführt werden kann.

Die Laderampen und alle Plätze, die zur Aufnahme von Vieh gedient haben, die Triebwege innerhalb der Station, die Laufbrücken und alle Geräte, die zur Ver- oder Entladung gedient haben, müssen nach Vorschrift der Instruktion gereinigt und desinfiziert werden.

Beim Verladen von Vieh oder tierischen Abfällen muß an die Wagen ein Zettel geklebt werden mit der Aufschrift „Station (Name der Abgangsstation) zu reinigen bei der Ankunft oder zu desinfizieren bei der Ankunft".

Bei der Ankunft wird nach Ausführung der erforderlichen Reinigung und Desinfektion der Zettel durch einen andern ersetzt mit der Aufschrift: „Station (Name der Ankunftsstation oder derjenigen, wo die Reinigung oder die Desinfektion stattgefunden hat) gereinigt oder desinfiziert".

---

[1]) Veröffentl. d. Kaiserl. Gesundheitsamts 1905, S. 264.

Wenn sich unter einer Ladung von Vieh bei der Ankunft ein totes Stück befindet, ohne daß sich der Tod des Tieres zweifellos auf einen Zufall zurückführen läßt, oder wenn bei der Ausladung von Vieh am Bestimmungsorte sich der Verdacht des Vorliegens einer Seuche bei einem oder bei mehreren der Tiere ergibt, so hat der Stationsvorsteher den Bürgermeister zu benachrichtigen und dafür Sorge zu tragen, daß die verendeten, erkrankten oder verdächtigen Tiere sowie diejenigen, die sich mit ihnen im gleichen Wagen befinden, bis zur Anordnung weiterer Maßnahmen abgesperrt werden.

Zu Schiff befördertes inländisches und unverdächtiges Vieh kann ohne weiteres ausgeladen werden. Die Räume, in denen das Vieh untergebracht war, müssen der hierüber erlassenen Instruktion entsprechend behandelt werden. Bei begründetem Seuchenverdacht hat die Seebehörde vor der Ausschiffung den Präfekten zu benachrichtigen, der eine tierärztliche Untersuchung herbeiführen wird. Wird dabei das Vorliegen einer Seuche festgestellt, so hat die Ausschiffung der Tiere unter entsprechenden Vorsichtsmaßnahmen zu erfolgen. Danach sind sämtliche Räumlichkeiten, die von seuchenkrankem Vieh berührt worden sind, vorschriftsmäßig zu desinfizieren.

Wenn ein Schiff nach Löschung eines Teiles oder der ganzen Viehladung noch andere Plätze anlaufen muß, so kann die Desinfektion an dem letzten derartigen Platze vorgenommen werden. Die Verpflichtung zur Anzeige von einem etwaigen Seuchenverdacht bleibt jedoch bei jeder Entladung von Vieh bestehen. Sobald aber an einem Landungsplatze das Herrschen einer Seuche unter dem an Bord eines Schiffes befindlichen Vieh festgestellt ist, bleibt die Ladung anderen Viehes so lange verboten, bis die vorschriftsmäßige Desinfektion stattgefunden hat.

Die der Veterinärpolizeiverordnung vom 3. März 1904 beigegebene Instruktion enthält bezüglich der Desinfektion von Beförderungsmitteln der Tiere nachstehende Bestimmungen:

Käfige, Lastwagen, Viehwagen usw., die zur Beförderung von mit einer ansteckenden Krankheit behafteten Tieren gedient haben, sind auf folgende Weise zu desinfizieren:

a) Entfernung der Streu und des Düngers nach vorherigem Zusatz von desinfizierender Flüssigkeit.

b) Abwaschung von außen und innen unter Gebrauch von Bürsten und reichlicher Anwendung einer desinfizierenden Lösung (5 %ige Karbolsäure in Seifenwasser gelöst oder Sublimat im Verhältnis von mindestens 2 %₀ mit Salzsäurezusatz von 5 %₀).

c) Sorgfältige Abkratzung des Bodens und der Wände, besonders in den Ecken und in den Fugen.

d) Nochmalige Waschung mit Sublimat- oder Karbolsäurelösung wie oben.

Die unter a) genannte Streu und der Dünger sind entweder zu verbrennen oder wie die an einer ansteckenden Krankheit verendeten Tiere zu verscharren.

Die Laderampen und die Stellen, wo sich die Tiere aufgehalten haben, der Weg, auf dem sie innerhalb der Stationen getrieben wurden, die beweglichen Brücken und alle Geräte, welche bei der Ver- und Entladung benutzt wurden, sind mit Sublimat oder Karbolsäure, wie oben angegeben, zu desinfizieren.

Auf Schiffen, Kähnen usw. sind die von Tieren benutzten Räume in folgender Weise zu desinfizieren:

a) Sorgfältiges Auskehren nach vorheriger Anfeuchtung, um die Ausscheidungen, die Streu usw. zu entfernen.

b) Waschung des Bodens und der Wände unter Anwendung von Bürsten mit Sublimatlösung von 3 %₀ oder mit 5 %iger Karbolsäure in Seifenlösung.

c) Die unter a) angegebenen Stoffe werden in der oben bezeichneten Weise unschädlich beseitigt.

Wenn die Tiere keiner ansteckenden Krankheit verdächtig sind, wird die Desinfektion der Käfige, Lastwagen, Viehwagen usw. in folgender Weise gehandhabt:

a) Entfernung der Streu und des Düngers.

b) Sorgfältiges Abkratzen der Wände und des Bodens, insbesondere in den Ecken und Fugen.

c) Abwaschung von innen und außen unter Anwendung von Bürsten, nach vorausgegangener reichlicher Spülung mit Wasser, und, wo es daran mangelt, hauptsächlich mit einer Lösung von Soda im Verhältnis von 50 g auf das Liter Wasser.

Auf Schiffen, Kähnen usw., die zur Beförderung von gesundem Vieh gedient haben, sind die Unterkunftsräume der Tiere nach der Ausladung folgendem Verfahren zu unterwerfen:

a) Sorgfältiges Ausfegen, um die Abfälle, die Streu usw. zu entfernen.

b) Waschen und Bürsten des Bodens und der Wände mit Seewasser.

c) Weißen der Wände.

C. Viehmarktwesen. Beaufsichtigung der Viehmärkte, der Händlerställe und der Gastställe.

Die in Italien bestehenden Viehmärkte sind vielfach mit Messen und Krammärkten verbunden und dienen hauptsächlich dem Handel mit Arbeitsvieh; es wird hier aber auch zur Aufzucht bestimmtes Jungvieh und Zuchtvieh überhaupt gehandelt. Regelmäßige Wochenmärkte finden in fast allen größeren Städten statt; sie sind hauptsächlich für die Versorgung mit Schlachtvieh bestimmt, schließen aber den Auftrieb von Nutzvieh nicht aus. Vielfach sind diese Märkte mit den Schlachthöfen verbunden und unterstehen einer und derselben Verwaltung. Es gibt aber auch Schlachtviehmärkte an Orten, wo keine Schlachthöfe bestehen.

Der Handel mit Vieh ist indessen keineswegs auf die Märkte allein beschränkt, er vollzieht sich auch häufig im Stalle und auf der Weide, wohin Schlächter, Händler und Aufkäufer kommen, um sich mit geeigneter Ware zu versorgen.

Der Handel erfolgt nach Stück und nach Gewicht, ohne daß hierfür feste Regeln beständen. Die in fast allen städtischen Gemeinden vorhandene Verbrauchssteuer auf Vieh und Fleisch hat zur Einrichtung von öffentlichen Wagen geführt, so daß die Feststellung des lebenden Gewichts sehr erleichtert ist. Auf allen größeren Märkten, die in Verbindung mit Schlachthöfen stehen, liegt das Handelsgeschäft in den Händen nur weniger kapitalkräftiger Firmen, ohne deren Vermittlung kaum ein

Abschluß zustande kommt. An vielen Märkten, so u. a. in Rom, ist die Inanspruchnahme von Maklern zum Abschluß der Geschäfte vorgeschrieben.

Die sanitäre Überwachung der Märkte, Messen und Viehausstellungen ist durch Veterinärpolizeiverordnung vom 3. März 1904[1]) geregelt, ebenso die der Unterkunftsställe bei Händlern, Gastwirten usw.

Nach § 7 dieser Verordnung müssen sich die Präfekten vor der Eröffnung von Märkten usw. von den entsprechenden Überwachungsanordnungen der Lokalbehörden und von dem Vorhandensein von Absonderungsräumen überzeugen. Mit der Überwachung selbst sind in der Regel die beamteten Tierärzte (Gemeinde-, Bezirkstierärzte) zu beauftragen. Verlangt die Größe und Bedeutung des Marktes und der Ausstellungen die Bereitstellung von Hilfstierärzten, so ist deren Beauftragung unter Angabe des Namens der Hilfstierärzte 3 Tage vorher dem Präfekten anzuzeigen.

Zu den besonderen Aufgaben der Gemeindetierärzte gehören die vorherige Besichtigung der Markteinrichtungen und der Absonderungsräume der Gastställe, die Untersuchung und dauernde Überwachung der zum Markte usw. gebrachten Tiere, die Einholung von Auskünften über die Herkunft der Tiere, der für den Auftrieb benutzten Wege usw. Sie haben ferner etwaige besondere Vorkommnisse dem Bürgermeister anzuzeigen, die bei einem Seuchenausbruch etwa zu ergreifenden Maßnahmen vorzuschlagen und bei ihrer Durchführung behilflich zu sein.

Monatlich hat der Gemeindetierarzt einen Bericht über seine Tätigkeit bei der Beaufsichtigung von Märkten usw. zu erstatten und außerdem beim Eintreten außergewöhnlicher Vorkommnisse Sonderberichte an den Gemeindevorstand einzureichen, die von hier aus auch dem Präfekten in kürzester Frist mitgeteilt werden. In der Präfektur wird ein regelmäßiges und stets auf dem laufenden zu erhaltendes Verzeichnis der Märkte usw. geführt. Für die Ausführung häufiger Besuche zur Überwachung der Handhabung des Veterinärdienstes auf den Märkten usw. hat der Präfekt Sorge zu tragen.

Über den Gesundheitszustand des Viehes in den benachbarten Gemeinden, namentlich denjenigen, aus denen erfahrungsgemäß die Beschickung der Märkte usw. erfolgt, sollen sich die Gemeindebehörden ständig unterrichtet erhalten. Am Tage vor Beginn des Marktes sollen überdies telegraphisch beim Präfekten der eigenen und der benachbarten Provinzen Erkundigungen über den Seuchenstand unter dem Vieh der in Betracht kommenden Gemeinden eingezogen werden.

Nach Feststellung einer Seuche oder eines Seuchenverdachts ist für die sofortige Absperrung der kranken und der verdächtigen Tiere, für die Desinfektion der betreffenden Örtlichkeiten, Stallungen, Standräume und für die Entfernung der gesunden Tiere Sorge zu tragen. Bei großen Märkten und Ausstellungen kann der Präfekt besondere Überwachungskommissionen bilden, worin der Vorsitzende oder ein Mitglied der Verwaltung des Landwirtschaftlichen Vereins und andere, in der Praxis bewährte Männer, ein bedeutender Tierzüchter des Ortes und der Vorsitzende des Landwirtschaftlichen Ortsvereins vertreten sein sollen. Diese Kommissionen haben

---

[1]) Veröffentl. d. Kaiserl. Gesundheitsamts 1905, S. 264.

sich unabhängig von den Organen der Gemeindeverwaltung und der Veterinärpolizei von den hygienischen Verhältnissen des Marktes usw., den zur Bekämpfung und Vorbeuge von Seuchen getroffenen Maßnahmen und dem Zustand der Tiere zu überzeugen und gegebenenfalls dem Präfekten und der Ortsbehörde ihre Wahrnehmungen und Vorschläge zu unterbreiten. Wird den für die seuchenpolizeiliche Überwachung der Märkte ergangenen Vorschriften nicht entsprochen, so kann der Präfekt die betreffenden Märkte usw. zeitweilig schließen.

Der Minister des Innern kann sich durch unvorhergesehene besondere Besichtigungen von der Durchführung der gesetzlichen Vorschriften und der Handhabung des Veterinärdienstes überzeugen. Die hierzu entsandten Kommissare haben im Falle der Wahrnehmung von Mißständen dem Minister und dem Präfekten telegraphisch Anzeige zu erstatten.

Die Stallungen für Tiere, die zu Märkten, Schlachthöfen, Eisenbahnstationen usw. verbracht werden sollen, sowie Händler- und Gastwirtsstallungen sind dauernder tierärztlicher Überwachung unterstellt. Die lokale Aufsichtsbehörde hat sich zu überzeugen, daß die Stallungen genügend Raum und Luft haben, daß sie häufig mit Kalk ausgeweißt und sauber gehalten werden.

IV. Bekämpfung der Viehseuchen.

A. Abwehrmaßregeln gegen die Einschleppung von Viehseuchen aus dem Auslande.

a) Grenzkontrolle.

Die zur Abwehr der Einschleppung von Viehseuchen aus dem Ausland und ebenso die zur Verhütung der Verschleppung solcher Seuchen nach dem Ausland getroffenen Maßregeln beruhen auf dem Artikel 21 des Gesetzes vom 22. Dezember 1888[1]) über die öffentliche Gesundheitspflege und den öffentlichen Gesundheitsdienst in der Fassung des Gesetzes vom 26. Juni 1902[2]).

Danach erfolgt die gesundheitliche Untersuchung der Tiere, des Fleisches und der sonstigen von Tieren gewonnenen Erzeugnisse (Fett, Schmalz), die ein- oder ausgeführt werden, durch staatlich angestellte Tierärzte an der Grenze und in den Häfen. Diese Tierärzte dürfen die Zulassung von Tieren, die mit ansteckenden Krankheiten behaftet oder solcher verdächtig sind sowie die Zulassung von Fleisch und sonstigen tierischen Erzeugnissen (Fett, Schmalz), die für gesundheitsschädlich erklärt worden sind, nicht gestatten.

Ebenso haben sie die Ausfuhr von Tieren, die mit einer ansteckenden Krankheit behaftet oder einer solchen verdächtig sind, zu untersagen.

Für das zur Ein- oder Ausfuhr gelangende Vieh sind bestimmte Gebühren zu erheben. Ausnahmen hiervon sind nur für solches Vieh zulässig, das zur Sommerweide oder zur Überwinterung ein- oder ausgeführt wird.

---

[1]) Veröffentl. d. Kaiserl. Gesundheitsamts 1889, Ergänzungsheft, S. 145*.
[2]) Desgl. 1902, S. 1018.

Auf Grund dieser Gesetzesbestimmungen schreibt die Veterinärpolizeiverordnung vom 3. März 1904[1]) im § 9 vor, daß die Grenzkontrolle bei der Ein- oder Ausfuhr von Vieh durch besondere, vom Ministerium ernannte Tierärzte an den Grenzorten vorzunehmen ist. Die Tierärzte haben nach Prüfung der Gesundheits- und Ursprungszeugnisse die Tiere sorgfältig zu untersuchen und das Ergebnis dem nationalen Zollamt mitzuteilen.

Stellt der Grenztierarzt bei Eisenbahnsendungen unter den Tieren eines und desselben Wagens einen Seuchen- oder Seuchenverdachtsfall fest, so hat er alle Tiere dieses Wagens zurückzuweisen und dem Präfekten der Provinz sofort telegraphisch Bericht zu erstatten.

Das Königliche Grenzzollamt darf den Einfuhrschein für das nach Italien einzuführende Vieh erst ausstellen, nachdem es ein Zeugnis des beamteten Tierarzts über den guten Gesundheitszustand der Tiere erhalten hat. Desgleichen dürfen die Eisenbahnverwaltungen solches Vieh weder annehmen, noch befördern, bevor sie vom Zollamt den Einfuhrschein erhalten haben.

b) Verbote und Beschränkungen der Ein- und Durchfuhr von Vieh, tierischen Rohstoffen und Erzeugnissen sowie von anderen Gegenständen, die Träger von Seuchenkeimen sein können (sogenannten giftfangenden Gegenständen).

Bezüglich der Einfuhr von Vieh und tierischen Rohstoffen hat der italienische Minister für Landwirtschaft, Industrie und Handel unter dem 31. März 1898[2]) nachstehendes verordnet:

Verboten ist die Einfuhr

a) von Rindern und Schafen aus der Türkei (des europäischen und asiatischen Teiles), der Insel Cypern, Ägypten, den russischen Häfen des Schwarzen und des Asowschen Meeres, Bulgarien, Griechenland, der Kapkolonie, dem Oranje-Freistaat, Transvaal, Sansibar, den Somaliländern, Abessinien, der Erythräischen Kolonie, Hindustan, Siam und Australien,

b) der Rinder von der Insel Malta,

c) der Schweine aus der europäischen und der asiatischen Türkei, von der Insel Cypern, aus Ägypten und den Vereinigten Staaten von Amerika.

Gestattet ist die Einfuhr der Schafe von der Insel Malta unter der Bedingung, daß sie auf Kosten der Interessenten im Ausschiffungshafen einer tierärztlichen Untersuchung unterzogen werden.

Die Einfuhr von gesalzenem, geräucherten oder in anderer Weise zubereiteten Schweinefleisch ist im allgemeinen verboten. Gestattet ist sie dagegen für Herkünfte dieser Art aus Österreich-Ungarn, Serbien, Deutschland, der Schweiz, Frankreich, Dänemark und den Vereinigten Staaten von Amerika, sofern sie von einem Gesundheitszeugnisse der Behörde des Ursprungslandes begleitet sind.

Die Einfuhr von Fellen jeder Art, von Fett- oder Naturwolle, Knochen, Hörnern, Hufen, Haaren usw. ist verboten aus: Marokko, Tunis, Tripolis, Algier, der Insel

---

[1]) Veröffentl. d. Kaiserl. Gesundheitsamts 1905, S. 264.
[2]) Desgl. 1898, S. 378.

Malta, Cypern, Griechenland, aus der europäischen und asiatischen Türkei sowie aus den am Schwarzen und Asowschen Meere gelegenen russischen Gebieten.

Aus anderen Ländern ist die Einfuhr von trockenen, rohen, gesalzenen und gegerbten Häuten, von Wolle, gesalzenen Därmen, Knochen, Hörnern, Klauen und anderen tierischen Teilen von Rindern und Schafen gestattet.

Die einzuführenden Tiere und tierischen Stoffe und Erzeugnisse müssen von einem von der Ortsbehörde ausgestellten Gesundheits- und Ursprungszeugnisse begleitet sein, das von dem zuständigen italienischen Konsul oder Konsular-Agenten zu beglaubigen ist.

Die vorgenannte Verordnung des Ministeriums für Landwirtschaft vom 31. März 1908 hat inzwischen durch Verordnungen des Ministeriums des Innern mehrfache Änderungen erfahren.

c) Viehseuchen-Übereinkommen.

Die Ein- und Ausfuhr von Tieren und tierischen Erzeugnissen sowie deren veterinärpolizeiliche Behandlung ist mit einzelnen Auslandsstaaten durch besondere Übereinkommen geregelt. Solche Übereinkommen bestehen:

1. mit Frankreich (vom 27. Februar 1884 und vom 18. Januar 1898),
2. mit der Schweiz (vom 4. Mai 1901),
3. mit Österreich-Ungarn (vom 2. Februar 1906) und
4. mit Serbien (vom 14. Januar 1907).

Gegenstand besonderer Behandlung in den mit Österreich-Ungarn und mit der Schweiz abgeschlossenen Übereinkommen ist die Regelung des Auftriebs von Vieh auf die Alpweiden der benachbarten Staaten.

B. Bekämpfung der Viehseuchen im Inlande.

a) Allgemeine gesetzliche Grundlage.

Der Veterinärdienst ist ein Zweig des allgemeinen Gesundheitsdienstes. Er stützt sich auf das allgemeine Sanitätsgesetz vom 22. Dezember 1888[1]). Nach Artikel 55 dieses Gesetzes können alle gegen die Verbreitung von ansteckenden Krankheiten des Menschen zulässigen Maßnahmen auch bei Viehseuchen entsprechende Anwendung finden.

Ferner gibt das Gesetz einige allgemeine Vorschriften über die Anzeigepflicht, die Vornahme der polizeilichen Tötung in besonderen Seuchenfällen und über die Entschädigung in solchen Fällen sowie über die Aufbringung der hierzu und für den Veterinärdienst überhaupt erforderlichen Mittel. Die beiden, diese Gegenstände behandelnden Artikel haben im wesentlichen folgenden Inhalt:

Die Tierärzte, Eigentümer und Halter von Haustieren, ebenso die Gastwirte und Inhaber von Unterkunftsstellen müssen dem Gemeindevorstande in jedem Falle des Auftretens einer übertragbaren Seuche oder des Verdachts einer solchen und in jedem Falle des Todes eines Tieres, der nicht sicher auf eine gewöhnliche Krankheit zurückgeführt werden kann, unverzüglich Anzeige erstatten.

Zuwiderhandlungen werden mit 100 Lire Strafe geahndet.

---

[1]) Veröffentl. d. Kaiserl. Gesundheitsamts 1889, Ergänzungsheft, S. 145*.

Alle Bestimmungen zur Verhinderung und Beschränkung der Verbreitung menschlicher Seuchen bleiben auch auf die tierischen Seuchen anwendbar.

Zuwiderhandlungen können mit Geldstrafe bis zu 300 Lire bestraft werden.

In den Etat wird unter Einnahme in einem besonderen Kapitel eine Summe eingestellt, die dem voraussichtlichen Betrag der Gebühreneinnahmen aus den Sanitätsuntersuchungen und aus den Strafen entspricht. Die Hälfte dieser Einnahmen ist zur Bildung eines Reservefonds für Seuchenfälle bestimmt; der Fonds wird im Schatzministerium verwaltet und dient zu Ausgaben in Fällen einer außerordentlichen Seuchenverbreitung und zur Verstärkung derjenigen Summen, die regelmäßig für vorbeugende Maßnahmen gegen Seuchen im Etat des Ministeriums des Innern vorgesehen sind. Die zweite Hälfte der gedachten Einnahmen ist bestimmt:

a) zur Bezahlung der Provinzialtierärzte für die von ihnen vorzunehmenden Besichtigungen, soweit deren Kosten dem Staate obliegen;

b) zur Bezahlung der Entschädigungen für getötete Tiere, soweit diese dem Staate zur Last fällt;

c) zu Unterstützungen für vorbeugende Maßnahmen gegen Seuchenverbreitung;

d) zur Verstärkung der Fonds für staatliche Beihilfen;

e) zur Einsetzung von Gemeinde- oder Bezirkstierärzten.

Für veterinärpolizeiliche Untersuchungen an der Grenze und in den Häfen werden Gebühren erhoben, die teilweise zur Besoldung der beamteten Tierärzte Verwendung finden.

Das Gesetz sieht weiter den Erlaß von Provinzial-Veterinärverordnungen vor, worin die Gebühren der Gemeindetierärzte für die Beaufsichtigung der Märkte und für die Ausstellung von Gesundheitszeugnissen festgesetzt sind. Die Verordnungen und Gebührentarife werden nach Anhörung des Provinzialgesundheitsrats und des Provinzialverwaltungsrats durch den Präfekten erlassen.

Jede Gemeinde ist außerdem zum Erlaß örtlicher gesundheitspolizeilicher Vorschriften verpflichtet, in denen auch Maßnahmen zur Bekämpfung von Viehseuchen enthalten sein müssen.

Schließlich enthält das Gesetz noch Bestimmungen über die Verteilung der Kosten für den Veterinärpolizeidienst. Danach entfällt die Bezahlung des Gemeinde- (Bezirks-) Tierarztes auf die Gemeinden oder Zweckverbände. Der Staat leistet aber in gewissen Fällen Beihilfen.

Auf die Provinzen entfallen die besonderen Kosten für die Besichtigungen in Zeiten der Seuchenverbreitung. Auf den Staat und die Provinz entfallen zu gleichen Teilen die Aufbringung der Gehälter für die Provinzial-, Hafen- und Grenztierärzte sowie die Kosten für alle besonderen, von der Verwaltung zur Aufrechterhaltung der öffentlichen Gesundheit für nötig erachteten Maßnahmen und Zuschüsse an Provinzen und Gemeinden, die von Volks- oder von Viehseuchen betroffen sind.

Die Kosten für die Erhaltung der übrigen Organe des Veterinärdienstes fallen dem Staate ausschließlich zur Last.

b) Allgemeine Maßregeln gegen die Verbreitung von Viehseuchen.

Die einschlägigen Bestimmungen sind enthalten in der auf Grund des allgemeinen Sanitätsgesetzes vom 22. Dezember 1888 erlassenen Veterinärpolizeiverordnung vom 3. März 1904[1]).

Hiernach erstreckt sich die Anzeigepflicht auf alle Fälle der Feststellung oder des Verdachts von

1. Maul- und Klauenseuche,
2. Milzbrand,
3. seuchenhaften Erkrankungen der Schweine (Rotlauf, Schweineseuche, Schweinepest) und von
4. anderen Viehseuchen.

Zur Anzeige sind verpflichtet alle Tierärzte, Eigentümer, Tierhalter, Pächter, Züchter, Viehhändler, Gastwirte und Pächter von Gastställen, ferner die Stationsvorsteher von Eisenbahnen, die Kenntnis von Krankheits- oder Todesfällen während des Transports, des Ver- und Entladens erhalten, desgleichen die Hafenbeamten, die solche Kenntnis beim Entladen von Schiffen bekommen.

Nach erfolgter Anzeige, die der Bürgermeister so schnell wie möglich dem Präfekten weiterzugeben hat, ordnet ersterer die Absonderung der kranken oder verdächtigen Tiere, die Sperre des Stalles oder der verseuchten Weide nebst Verkehrsbeschränkungen für fremde Personen, die unschädliche Beseitigung der verendeten Tiere sowie die Vornahme der vorschriftsmäßigen Desinfektion an. Stammten die kranken oder verdächtigen Tiere aus anderen Gemeinden, so hat der Gemeindevorstand unverzüglich auch die Bürgermeister dieser Gemeinden zu benachrichtigen.

Der Präfekt erläßt nach erhaltener Anzeige — erforderlichenfalls nach Anhörung des Provinzialgesundheitsrats — eine Verordnung über das Auftreten der Seuche unter Angabe der Grenzen des verseuchten Gebiets und unter Anordnung der weiteren Maßnahmen, und zwar:

a) Aufhebung von Märkten und Jahrmärkten innerhalb einer bestimmten Entfernung von der verseuchten Zone;

b) Verbot eines sonstigen Verkehrs mit Tieren überhaupt oder doch mit solchen, auf welche die betreffende Krankheit übertragbar ist;

c) Verbot der Ausstellung von Gesundheitszeugnissen zum Viehverkehr im Innern von Italien und nach dem Ausland;

d) Überwachung des Viehes in der Umgebung der verseuchten Orte.

Die Erklärung über das Erlöschen der Seuche in einem Bezirke kann erst auf Grund besonderer tierärztlicher Besichtigung, nach Ausführung der notwendigen Desinfektionsarbeiten und nach Verlauf bestimmter für die einzelnen Krankheiten vorgesehener Fristen nach dem letztvorgekommenen Falle erfolgen.

Für den Verkehr mit Vieh im Inland sind Ursprungszeugnisse vorgeschrieben. Sie werden vom Bürgermeister ausgestellt und haben die Bescheinigung zu enthalten,

---

[1]) Veröffentl. d. Kaiserl. Gesundheitsamts 1905, S. 264.

daß am Herkunftsorte der Tiere seit mindestens 10 Tagen kein Fall von seuchenhafter Erkrankung vorgekommen ist. Auf Tiere, die zur Arbeit verwendet werden, findet diese Vorschrift keine Anwendung.

Den Eisenbahn-, Straßenbahn- und Schiffahrtsgesellschaften ist es untersagt, Tiere ohne Ursprungszeugnis zur Beförderung im Inland anzunehmen.

Die Zeugnisvordrucke sind jeweils von einem Stammregister loszulösen. Die Ursprungsrollen der Register, die nach der fortlaufenden Nummer der Zeugnisse geordnet sind, werden in dem Gemeindearchiv aufbewahrt.

Zuwiderhandlungen gegen die Bestimmungen dieser Verordnung werden, soweit nicht Sondervorschriften in den einzelnen Paragraphen festgesetzt sind, mit Geldstrafe bis zu 300 Lire bestraft gemäß Artikel 55 des Gesetzes vom 22. Dezember 1888 in der Fassung des Gesetzes vom 26. Juni 1902[1]).

Mit der Überwachung der Ausführung der vorgenannten Verordnung sind die Beamten und Agenten der Königlichen Eisenbahn-Inspektionen sowie der Kommandanturen und Hafenämter, ferner die Präfekten, die Kreisärzte und die örtlichen Sanitätsbehörden beauftragt.

In einer dieser Verordnung beigegebenen Instruktion sind außer den auf die Desinfektion (vgl. Abschnitt C, S. 42) bezüglichen Vorschriften Bestimmungen über die Entfernung von Tieren aus verseuchten Orten sowie über die Vernichtung der Kadaver und Kadaverteile von an ansteckenden Krankheiten gefallenen Tieren enthalten. Ferner werden darin Verhaltungsmaßregeln für das zur Wartung und Pflege der erkrankten oder verdächtigen Tiere und zur Ausführung der Desinfektionsarbeiten bestimmte Personal gegeben.

Der Transport von Tieren, deren Schlachtung oder Tötung außerhalb des verseuchten Ortes genehmigt worden ist, muß in besonderen Wagen oder mit der Eisenbahn geschehen. Handelt es sich um Tiere, die an Maul- und Klauenseuche erkrankt sind, so müssen sie mit einem Maulkorb aus Gummistoff versehen, und ihre Klauen müssen umwickelt werden.

Die unschädliche Beseitigung der an ansteckenden Krankheiten verendeten Tiere kann bewirkt werden durch Verscharrung, Verbrennung, Sterilisierung im Dampfapparat oder durch Einlegen in Schwefelsäure nach besonderen für jede einzelne dieser Vernichtungsarten vorgeschriebenen Bestimmungen (vgl. Abschnitt D, S. 44).

Personen, die Verletzungen an den Händen oder an anderen unbedeckten Körperteilen haben, ist die Wartung und Pflege von Tieren, die mit einer auf Menschen übertragbaren Krankheit, wie Rotz, Milzbrand usw. behaftet sind, zu verbieten. Die mit der Aufsicht und Pflege der Tiere betrauten Personen müssen während des Dienstes besondere Anzüge und je nach den Umständen entsprechendes Schuhzeug, Guttaperchahandschuhe, Kopfhüllen, Schutzmasken usw. tragen. Nach beendetem Dienste sind die Personen und ihre Kleidungsstücke zu desinfizieren.

---

[1]) Veröffentl. d. Kaiserl. Gesundheitsamts 1902, S. 1018.

c) Besondere Maßregeln zur Bekämpfung einzelner Seuchen.

1. Maul- und Klauenseuche.

Verbreitung.

Die Seuche herrscht in Italien schon seit längerer Zeit in erheblichem Umfange. Die Anzahl der in den 5 Jahren von 1907 bis 1911 von der Seuche betroffenen Klauentiere belief sich

  1907 auf 355293, wovon gestorben oder getötet sind 3149
  1908 „ 155615, „ „ „ „ „ 1053
  1909 „ 61925, „ „ „ „ „ 4197
  1910 „ 53071, „ „ „ „ „ 3398
  1911 „ 903896, „ „ „ „ „ 13569.

Bekämpfung.

Mit der Bekanntmachung über den Ausbruch der Maul- und Klauenseuche ist anzuordnen, daß das Klauenvieh nur aus Behältnissen, die nicht mit fließendem Wasser in Verbindung stehen, oder im Stalle zu tränken ist; außerdem ist dafür zu sorgen, daß Hunde, oder andere frei umherlaufende Tiere die verseuchten Ställe nicht betreten.

Der Transport von Wiederkäuern und Schweinen aus dem für verseucht erklärten Gebiete zur Schlachtung oder wegen zwingender Verhältnisse beim Weidebetriebe kann unter besonderen Bedingungen gestattet werden.

An Maul- und Klauenseuche erkrankte Tiere können auf Verlangen des Eigentümers nach vorausgegangener tierärztlicher Untersuchung an Ort und Stelle geschlachtet werden. Das Fleisch solcher Tiere ist in der Regel als Nahrungsmittel verwertbar; Häute, Klauen und Hörner dürfen erst, nachdem sie 4 Tage in Kalkmilch gelegen haben, in Verkehr gebracht werden.

Die angeordneten Maßregeln sind 30 Tage nach dem letzten Seuchenfall und nach der Ausführung der Desinfektion wieder aufzuheben.

2. Milzbrand.

Verbreitung.

Die Anzahl der an Milzbrand verendeten oder wegen dieser Seuche getöteten Haustiere belief sich in den Jahren:

  1907 auf 2271 Stück
  1908 „ 3234 „
  1909 „ 3118 „
  1910 „ 2056 „
  1911 „ 1280 „ .

Bekämpfung.

Die Schlachtung von milzbrandverdächtigen Tieren ist verboten. Die Kadaver der an Milzbrand verendeten Tiere dürfen weder abgehäutet noch sonstwie verarbeitet werden. Personen, die Verletzungen an den Händen oder an anderen unbedeckten

Körperteilen haben, dürfen mit Milzbrandkadavern nicht in Berührung kommen. Die Aufhebung der angeordneten Maßregeln kann erst erfolgen, wenn nach dem letzten Genesungs- oder Todesfall 10 Tage verflossen und die vorschriftsmäßigen Desinfektionsarbeiten vorgenommen sind.

3. Ansteckende Krankheiten der Schweine (Rotlauf, Schweineseuche und Schweinepest).

Verbreitung.

Nach den statistischen Erhebungen belief sich die Zahl der an ansteckenden Krankheiten der Schweine insgesamt erkrankten Tiere in den Jahren

1907 auf 11831 Schweine, davon verendet oder getötet 7186
1908 „ 14576 „ „ „ „ „ 9174
1909 „ 23073 „ „ „ „ „ 14917
1910 „ 32808 „ „ „ „ „ 22252
1911 „ 14764 „ „ „ „ „ 7530.

Bekämpfung.

Gleichzeitig mit der Bekanntmachung über den Ausbruch einer der unter dem Namen Rotlauf, Schweineseuche oder Schweinepest bekannten Seuchen ist der Verkauf der erkrankten oder krankheitsverdächtigen Tiere zu verbieten. Auf Verlangen des Eigentümers kann die Ermächtigung zur Schlachtung verdächtiger Tiere an Ort und Stelle erteilt werden; das Fleisch solcher Tiere ist nach Maßgabe einer vorausgegangenen tierärztlichen Untersuchung verwertbar.

Die Aufhebung der angeordneten Maßregeln erfolgt, wenn alle erkrankten Schweine verendet, die verdächtigen geschlachtet und die Desinfektionsarbeiten ausgeführt sind, oder wenn seit dem letzten Genesungs- oder Todesfall 30 Tage verflossen und wenn die krankheitsverdächtigen Tiere desinfiziert und in einen anderen Stall verbracht sind oder seit der ersten Desinfektion keine Krankheitserscheinungen aufweisen.

d) Statistische Angaben über Rauschbrand, Tollwut, Rotz, Pocken, Räude, ansteckendes Versiegen der Milch und Büffelseuche.

Die Gesamtzahl der an Rauschbrand erkrankten Tiere belief sich in den Jahren

1907 auf 396, 1908 auf 407, 1909 auf 333, 1910 auf 288, 1911 auf 132.

Am häufigsten ist die Seuche aufgetreten in den Provinzen Cuneo, Reggio Emilia, Torino und Roma.

Erkrankungsfälle an Tollwut sind nicht selten. Im Jahre 1907 sind Tollwuterkrankungen gemeldet worden bei 441 Hunden, 1 Katze, 13 Pferden, 41 Rindern, 89 Schafen, 76 Schweinen = 661 Tieren. Für die folgenden Jahre ist nur die Zahl der insgesamt an Tollwut erkrankten Tiere angegeben, und zwar

1908 auf 538, 1909 auf 568, 1910 auf 847, 1911 auf 340 Tiere.

Der Rotz ist unter den Pferden andauernd verbreitet. Es sind in den 5 Jahren 1907 bis einschließlich 1911 erkrankt: 518, 588, 548, 362, 338 Pferde.

Über das Auftreten der **Schafpocken** verzeichnet die Statistik für das Jahr 1907 151 Erkrankungsfälle, 1908 ist kein Seuchenfall festgestellt worden und in den folgenden Jahren 1909 und 1910 wurden 11 und 29 Pockenerkrankungen bei Schafen ermittelt.

Die Gesamtzahl der als mit **Schafräude** behaftet befundenen Schafe belief sich in den Jahren 1907 auf 30453, 1908 auf 27720, 1909 auf 17744, 1910 auf 28687, 1911 auf 27508.

Schließlich werden in den wöchentlichen Viehseuchennachweisen noch Erkrankungsfälle von **ansteckendem Versiegen der Milch** bei Schafen und Ziegen sowie von **Büffelseuche** mitgeteilt. In den Jahren 1910 und 1911 sind 13469 und 19383 Fälle von ansteckendem Versiegen der Milch festgestellt worden, im Jahre 1910 sind von Büffelseuche (Barbonekrankheit) 20 Fälle zur amtlichen Kenntnis gelangt.

e) Impfungen. Impfstoffbereitungsanstalten.

Zu den der Bekämpfung von Seuchen dienenden Maßnahmen, die nach dem allgemeinen Sanitätsgesetz vom 22. Dezember 1888 (vergl. S. 33) auf menschliche und tierische Krankeiten Anwendung finden, gehören auch Schutz- und Heilimpfungen. Der Präfekt ist berechtigt, die Vornahme von Impfungen — unter Umständen nach Anhörung des Provinzialgesundheitsrats — vorzuschreiben. Von diesem Rechte wird je nach dem Bedürfnis von Fall zu Fall Gebrauch gemacht, ohne daß ständige, alljährlich vorzunehmende Impfungen irgend welcher Art angeordnet werden.

Die Impfstoffbereitung unterliegt gesetzlich festgelegten Vorschriften und wird durch die Sanitätsbehörde überwacht. Eine staatliche Impfstoffbereitung gibt es nicht. Der Staat darf nämlich nur solche Betriebe selbst einrichten und verwalten, die ihm durch besondere Gesetze übertragen werden. Soweit die Herstellung von Heilmitteln oder sonstigen der Ausübung der Heilkunst oder des Gesundheitsdienstes dienenden Gegenständen in Betracht kommt, ist in Italien lediglich die Herstellung des Chinins zur Bekämpfung der Malaria dem Staate übertragen. Die Herstellung von Impfstoffen aller Art ist Gegenstand privater Erwerbstätigkeit.

Bezüglich der Herstellung und Überwachung der Impfstoffbereitung und des Vertriebs von Impfstoffen kommen nachstehende gesetzliche Vorschriften in Betracht:

1. Nach einem Gesetz vom 8. Juli 1904 darf ohne Genehmigung des Ministeriums des Innern niemand zu Verkaufszwecken herstellen:

 a) Impfstoffe;
 b) Virus;
 c) Serum;
 d) Toxine und andere verwandte, zu diagnostischen, prophylaktischen oder Heilzwecken bestimmte Stoffe.

Herstellung und Verkauf der genannten Erzeugnisse sind einer besonderen Überwachung durch den Staat zur Sicherstellung ihrer Reinheit unterworfen — unbeschadet weiterer Überwachung, die der Ortsgesundheitsbehörde unterliegt.

Die besonderen Bedingungen zur Erteilung der Genehmigung und die Vorschriften für die Überwachung durch den Staat sollen nach Anhörung des Oberen Gesundheitsrats und nach Zustimmung des Staatsrats durch eine besondere Verordnung geregelt werden.

2. Diejenigen der unter 1. genannten Erzeugnisse, die vom Oberen Gesundheitsrat näher bezeichnet werden, müssen, bevor sie zum freien Verkehre zugelassen werden, einer Kontrolle seitens des Staates unterworfen werden, um ihre Unverfälschtheit festzustellen.

Die Kosten der Untersuchung fallen dem Fabrikanten zur Last. Der Obere Gesundheitsrat kann für die Ausübung dieser Kontrolle besondere Bestimmungen treffen.

3. Der Vertrieb der unter 1. genannten Erzeugnisse, die im Ausland hergestellt sind, kann vom Ministerium des Innern auf Grund eines Gutachtens des Oberen Gesundheitsrats und unter besonderen Vorschriften genehmigt werden, vorausgesetzt, daß die Herstellung dieser Erzeugnisse in den betreffenden Staaten unter gleichwertiger Sicherheit erfolgte, wie sie für die inländischen Produkte vorgesehen ist.

Das Recht des Staates, die ausländischen Erzeugnisse jedesmal, wenn es für notwendig befunden wird, einer Kontrolle zu unterwerfen, bleibt ausdrücklich vorbehalten.

Handelt es sich um Erzeugnisse, für die im Inland eine Kontrolle vorgeschrieben ist, so muß sie sich, falls nicht eine solche im Ausland unter gleicher Sicherheit bereits erfolgte, auch auf die ausländischen Erzeugnisse erstrecken.

Geldstrafen von 100 bis 500 Lire oder Gefängnis bis zu 20 Tagen im Wiederholungsfalle sind für die Nichtbefolgung der Vorschriften angedroht.

Eine Königliche Verordnung zur Ausführung des erwähnten Gesetzes wurde am 18. Juni 1905 in Kraft gesetzt. Sie enthält genaue Vorschriften für die Herstellung, den Vertrieb im Inland, die Einfuhr und den Vertrieb ausländischer Erzeugnisse, die Ausübung der Überwachung, die Art und Weise der Ausführung von Kontrolluntersuchungen usw. An staatlich anerkannten Unternehmungen bestanden im Jahre 1910 in Italien folgende:

In Mailand: 1. L'Istituto Sieroterapico milanese. (Es wird hier unter anderem hergestellt ein Milzbrandserum, ein Impfstoff gegen Rauschbrand, ein Impfstoff gegen Milzbrand [System Pasteur] und Tuberkulin.)

2. L'Istituto del Professore Edoardo Perrorosto und Dr. Prospero Airoldi (u. a. Herstellung des Impfstoffes Pasteur gegen Milzbrand).

In Siena: L'Istituto diretto del Professore Achille Sclavo (u. a. Serum gegen Milzbrand nach den Systemen von Sclavo und Pasteur).

An ausländischen Instituten sind zur Lieferung von Tierseuchenimpfstoffen nach Italien zugelassen:

a) Das bakteriologische Institut nebst Impfstoffbereitungsanstalt in Bern,
b) die Firma E. Merck in Darmstadt,
c) das Institut des verstorbenen Professors Arloing in Lyon,
d) die Firma Burrough Wellcome & Cie. in London,
e) das bakteriologische Institut der Landwirtschaftskammer in Halle a. S. (Serum gegen Kälberruhr).

f) Staatliche Entschädigung bei polizeilich angeordneten Tötungen.

Nach dem Allgemeinen Sanitätsgesetze vom 22. Dezember 1888 (vergl. S. 33) kann der Präfekt in Fällen von Rinderpest, ansteckender Lungenseuche und Rotz nach vorausgegangener Untersuchung und Äußerung des Provinzialtierarztes die Tötung und Vernichtung von Tieren anordnen, wenn dies zur Verhütung der Weiterverbreitung der Seuche notwendig erscheint. In solchen Fällen wird den Besitzern eine Entschädigung bis zur Hälfte des Wertes des Tieres bis zum Höchstbetrage von 300 Lire für den einzelnen Fall gewährt.

g) Zustandekommen der Viehseuchenstatistik.

Die Viehseuchenstatistik beruht auf den Mitteilungen der mit dem Vollzug der Veterinärpolizeiverordnung betrauten Tierärzte an die Zentralbehörde. Sie wird in der Generaldirektion des öffentlichen Gesundheitsdienstes bearbeitet. Wöchentlich erscheint eine Nachweisung über den Stand der nachstehend bezeichneten Viehseuchen im Königreiche: Milzbrand (Carbonchio ematico), Rauschbrand (Carbonchio sintomatico), Maul- und Klauenseuche (Afta epizootica), Räude (Rogna), Rotz (Morva e farcino), Infektionskrankheiten der Schweine — ohne nähere Unterscheidung (Malattie infettive dei suini), Büffelseuche (Barbone dei Bufali), Tollwut (Rabbia), Tuberkulose, Pockenseuche der Schafe (Vaiuolo ovino), ansteckendes Versiegen der Milch bei Schafen und Ziegen (Agalassia contagiosa delle pecore e delle capre).

Die Nachweisungen erstrecken sich auf die Provinz, den Bezirk und die Gemeinde, in denen Seuchenfälle zur amtlichen Kenntnis gelangt sind, unter Angabe:

a) der betreffenden Viehgattung,

b) der Zahl der in der laufenden Woche verseuchten Ställe oder Weiden.

Schließlich werden in dem Bulletin Viehseuchennachrichten aus dem Ausland mitgeteilt.

h) Verhütung der Seuchenverschleppung nach dem Auslande.

Für die Verbringung von Tieren nach dem Ausland bedarf es eines Gesundheits- und Ursprungszeugnisses. Diese werden vom Gemeindevorstand und vom Bezirkstierarzt ausgestellt und müssen die Gesundheit des Tieres und seine Herkunft aus Örtlichkeiten, in denen seit mindestens 40 Tagen kein Seuchenfall vorgekommen ist, bescheinigen. Im Verkehre mit den benachbarten Ländern sind durch die bestehenden Seuchen-Übereinkommen besondere Bestimmungen getroffen worden (vergl. S. 33).

Die in den Gesundheits- und Ursprungszeugnissen zu machenden Angaben über den Gesundheitszustand der Tiere dürfen nur vom Gemeindetierarzt oder, wo ein solcher nicht vorhanden ist, durch einen hierzu besonders beauftragten und dem Präfekten vorher angemeldeten Tierarzt und nur nach vorausgegangener Untersuchung des Tieres gemacht werden. Bei Pferden und Rindvieh muß das Zeugnis auch eine zusammenfassende Beschreibung des einzelnen Tieres nach vorgeschriebenem Muster enthalten. Gemeindevorstand und Tierarzt sind verpflichtet, sich über alle für das Zeugnis erforderlichen Angaben bezüglich der Herkunft der Tiere und des von ihnen zurückgelegten Weges Kenntnis zu verschaffen.

Eisenbahnen und Schiffahrtgesellschaften dürfen Tiere zum Transport ins Ausland ohne Gesundheits- und Herkunftszeugnis nicht annehmen. Über die Ausstellung der Zeugnisse, die Verwendung von Vordrucken usw. sind im einzelnen genaue Vorschriften erlassen.

Die Handhabung der Ausstellung von Gesundheitszeugnissen soll durch häufige Prüfung überwacht werden.

Zur Verhütung der Verschleppung von Geflügelseuchen ins Ausland sind besonders strenge Bestimmungen getroffen worden, entsprechend den Abwehrmaßnahmen der für die Aufnahme italienischen Geflügels in Betracht kommenden Auslandsstaaten. So sind Gesundheitszeugnisse für das Geflügel allgemein vorgeschrieben und die Desinfektionsvorschriften sind streng zu überwachen. Die Unternehmer, die sich mit der Geflügelausfuhr befassen, sind verpflichtet, ihr Geflügel einer ausreichenden Quarantäne zu unterstellen.

C. Desinfektion bei Viehseuchen.

In der zur Veterinärpolizeiverordnung vom 3. März 1904[1]) ergangenen Instruktion sind Bestimmungen enthalten über die Desinfektionsmittel, die Ausführung der Desinfektion, die Desinfektion geschlossener Räume, die Desinfektion von Geräten und Werkzeugen, von Hofräumen, Straßen und Weideflächen, von frischen Häuten, Hörnern, Klauen und Wolle, ferner Vorschriften für das zur Wartung und Pflege der erkrankten oder verdächtigen Tiere und zur Ausführung der Desinfektionsarbeiten bestimmte Personal.

Danach sind als Desinfektionsmittel für die Desinfektion der verseuchten Gegenstände und Örtlichkeiten je nach Fall und Umständen anzuwenden:

a) kochendes Wasser, oder strömender Wasserdampf von 100° oder unter Druck;

b) sehr heiße, am besten kochende Lauge, die 2%ig aus käuflicher Soda oder aus Holzasche hergestellt ist;

c) ungelöschter oder pulverisierter gelöschter Kalk oder frisch bereitete Kalkmilch durch Auflösung von 1 Teil gelöschten Kalkes in 2 bis 4 Teilen Wasser;

d) Chlorkalk in 5%iger Lösung;

e) Karbolsäure im Verhältnis von 5% heiß gelöst in einer gewöhnlichen Seifenlösung von 2%, oder in wässeriger 5 bis 10%iger Lösung einer Mischung von gleichen Teilen ungereinigter Karbolsäure und Schwefelsäure (Mischung von Laplace);

f) Lösung von Quecksilbersublimat von 1 bis 3%₀ mit Zusatz von 7%₀ Kochsalz, oder auch mit einem Zusatz von Salzsäure im Verhältnis von 5%₀.

g) Lösung von Schwefelsäure bis zu 5%;

h) Feuer.

Bezüglich der Ausführung der Desinfektion ist vorgeschrieben, daß die desinfizierende Flüssigkeit nicht nur alle Teile des Gegenstandes, der desinfiziert werden soll, die Einbuchtungen, Ecken, Ritzen usw. ordentlich berühren, sondern auch eine genügende Zeit daran haften muß, damit alles, was angetrocknet und hängen geblieben

---

[1]) Veröffentl. d. Kaiserl. Gesundheitsamts 1905, S. 264.

ist, aufgeweicht und entfernt wird. Es muß deshalb ein Abscheuern und Abreiben mit schwammförmig zusammengebundenen Lappen, mit Bürsten, Kratzeisen usw. nebenher erfolgen.

Die Desinfektion geschlossener Räume hat folgendermaßen zu geschehen:

Die Decken müssen mit Kalkmilch geweißt werden. Die senkrechten Wände müssen in Fällen von Milzbrand, Rinderpest oder Rotz reichlich mit einer Lösung der Mischung von Laplace abgewaschen werden. Für die anderen Krankheiten genügt die zweimal zu wiederholende Weißung mit Kalkmilch. Wenn die Abkratzung des Verputzes für notwendig erachtet wird, so darf sie erst nach vorgenommener Desinfektion ausgeführt werden.

Die Tröge, bei denen eine wirksame Desinfektion nicht gut durchführbar ist, besonders wenn sie aus altem und wurmstichigem Holze bestehen, und die hölzernen Raufen müssen, wenn es sich um Rinderpest, Milzbrand oder Rotz handelt, verbrannt werden. Bei den anderen Krankheiten erfolgt die Desinfektion dieser Gegenstände und der eisernen Befestigungsringe durch genügend lange Einwirkung der Stichflamme einer unter Luftdruck arbeitenden Benzinlampe, oder es sind die am besten geeigneten desinfizierenden Flüssigkeiten zu benutzen.

Türen, Haken usw. werden durch Waschungen mit antiseptischen Lösungen desinfiziert.

Die Fußböden werden durch reichliche Sprengung mit einer Lösung der Mischung von Laplace desinfiziert.

Handelt es sich um aufgewühlte oder sonstwie lockere Fußböden, die leicht Flüssigkeiten aufsaugen, so ist nach vorheriger reichlicher Besprengung mit der Mischung von Laplace die obere Schicht abzuheben und, mit desinfizierenden Flüssigkeiten vermischt, nach einem abgelegenen Orte zu verbringen und womöglich unterzugraben.

In besonderen Fällen und wenn dies ohne Feuersgefahr geschehen kann, werden auch an Stellen mit erhöhter Ansteckungsgefahr Feuer angezündet.

Geräte, Werkzeuge und Gegenstände von geringem Werte sind zu verbrennen.

Gegenstände aus Leder, Gummi oder Holz sind mit einem der vorstehend angegebenen Mittel zu desinfizieren.

Decken, Säcke, Stricke sind womöglich mit Wasserdampf oder in Ermangelung dessen mit kochendem Wasser oder auch mit einer Karbolsäurelösung zu desinfizieren.

Geschirre, Zaum- und Sattelzeug, Bürsten, Striegel, Eimer, Ketten usw. müssen zur Desinfektion mindestens 6 Stunden lang in einer seifigen 5%igen Karbolsäurelösung liegen.

Von den Höfen, den Straßen und den Weideflächen ist der Kot der verseuchten Tiere sowie die von Flüssigkeiten, die solche Tiere bei Lebzeiten oder nach dem Tode ausschieden, getränkte Erde sorgfältig aufzusammeln. Über diese in einem besondern Behälter gesammelten Massen wird sodann eine entsprechende Menge Kalkmilch oder Schwefelsäurelösung oder Mischung von Laplace gegossen.

Man kann auch den sogenannten Bodenbrand anwenden, indem man die Erde hier und da zu kleinen Haufen zusammenscharrt und deren Absengen durch leicht brennbares Material erleichtert.

Frische Häute, Hörner und Klauen, die von seuchenkranken oder seuchenverdächtigen Tieren stammen, müssen 4 Tage lang in Kalkmilch eingetaucht liegen.

Die Wolle ist womöglich mit Wasserdämpfen zu behandeln, sonst in kochendes Wasser zu legen.

Zum Zweck einer geeigneten Durchführung der Desinfektion von Örtlichkeiten usw. stellt die Regierung kostenlos oder gegen geringe Gebühr Desinfektionsapparate (System Clayton) zur Verfügung, in deren Handhabung und Benutzung die Studierenden der Veterinärmedizin unterrichtet werden.

D. Unschädliche Beseitigung der Kadaver. Abdeckereiwesen.

Die Vernichtung der Kadaver von Tieren, die an Seuchen verendet sind, kann durch Vergraben, Verbrennen, Sterilisierung im Autoklaven und durch Einlegen in Schwefelsäure erfolgen.

Das Vergraben muß entfernt vom Wirtschaftshof an einer von der Gemeinde bestimmten Stelle derart erfolgen, daß Brunnen, Quellen, offene Wasserläufe usw. nicht verunreinigt werden können, und so tief geschehen, daß über dem Kadaver eine mindestens $1^1/_2$ m hohe Erdschicht bei Milzbrand und eine etwa 1 m hohe Erdschicht bei anderen seuchenhaften Krankheiten entsteht. Nachdem die Kadaver in die Grube geworfen sind, müssen mit einem glühenden Eisen zahlreiche Löcher in die Haut gebrannt werden. Sodann werden einige Liter Petroleum auf die mit Stroh bedeckten Kadaver gegossen und angezündet. Schließlich wird ungelöschter Kalk darüber geworfen und die Grube mit Erde gefüllt.

Ein Holzgitter, eine Hecke oder eine kleine Mauer wird um den Verscharrungsplatz errichtet, um Tiere zu verhindern, dort zu grasen und Menschen abzuhalten, an der genannten Stelle Grünfutter zu gewinnen.

Die Verbrennung ist in besonderen Öfen oder auf Holzaufschüttungen an einem entlegenen Orte im Freien auszuführen, wobei die Vernichtung durch einen Zusatz von Petroleum auf den Kadaver beschleunigt wird. Der bei der Verbrennung im Freien verbleibende Rest ist zu verscharren.

Die Sterilisierung im Autoklaven wird in besonderen Anstalten vorgenommen.

Die Zerstörung mit Schwefelsäure ist dann auszuführen, wenn nach dem Urteil der Sanitätsbehörde über geeignete Behälter und Räume verfügt wird.

Der Transport der Kadaver zu dem Orte, an dem sie verscharrt oder auf andere Weise vernichtet werden sollen, muß auf einem Karren oder irgend einem anderen Transportmittel vor sich gehen, das eine Verstreuung von Ansteckungsstoffen unmöglich macht. Um die Fliegen fernzuhalten, ist der Kadaver mit Petroleum zu besprengen.

Das Stroh, die Streu usw., die mit Blut besudelt oder mit dem Kadaver in Berührung gekommen sind, müssen mit ihm verbrannt oder verscharrt werden.

Die Fahrzeuge, die für die Ladung und den Transport der Kadaver gedient haben, müssen unmittelbar danach desinfiziert werden.

Abdeckereien stehen vorwiegend in Verbindung mit den öffentlichen Schlachthäusern, sind aber auch vielfach Unternehmungen der Privatindustrie. So gibt es selbständige Abdeckereien (sardegni) in Rom, Turin, Neapel und anderen Städten.

Die Abdeckereien sind als Anlagen, die für die Umwohner lästig oder schädlich sein können, den Bestimmungen des allgemeinen Sanitätsgesetzes und der dazu erlassenen Verordnung unterworfen und unterliegen der veterinärpolizeilichen Überwachung.

V. Schlachtvieh- und Fleischbeschau.

A. Organisation der Schlachtvieh- und Fleischbeschau. Gesetzliche Grundlagen. Schlachthäuser. Schlachtviehmärkte.

Die gesetzlichen Grundlagen für die öffentliche Fleischbeschau, das Schlachthauswesen sowie den Verkehr mit Fleisch und anderen Lebensmitteln tierischer Herkunft werden gebildet durch die Vorschriften des allgemeinen Sanitätsgesetzes vom 22. Dezember 1888[1]) und der dazu erlassenen Verordnung vom 3. Februar 1901. Im Artikel 42 des genannten Gesetzes ist vorgeschrieben:

Wer Waren, die als Speise oder Getränke dienen sollen und die als verdorben, schadhaft, gefälscht oder sonstwie als ungesund oder schädlich erkannt sind, verkauft oder feilhält oder als Lohn an die ihm Untergebenen abgibt, wird mit Geldstrafe von 10 bis 100 Lire oder mit Gefängnis von 6 Tagen bis zu 3 Monaten bestraft, unbeschadet der einschlägigen Bestimmungen des Strafgesetzbuches über die Beschlagnahme der Ware.

Nach Artikel 107 der Ausführungsverordnung darf niemand verkaufen, feilhalten oder an Untergebene als Lohn abgeben:

a) Fleisch eines an einer Krankheit gestorbenen oder infolge einer Krankheit getöteten Tieres,

b) Milch und deren Produkte, wenn die Milch von kranken Tieren herrührt,

c) Fische, die durch Betäubungsmittel oder andere schädliche Stoffe getötet oder die in schmutzigen Gewässern gefangen sind.

Nähere Bestimmungen zu dem vorstehenden Verbote besagen, daß Fleisch von Tieren, die an einer auf Menschen übertragbaren Krankheit (Tollwut, Rotz, Milzbrand) gelitten haben, zu Genußzwecken nicht abgegeben werden darf. Solches Fleisch muß vielmehr vergraben, verbrannt oder in geeigneten Apparaten sterilisiert werden.

Ebenso darf das Fleisch nur zu gewerblichen, keinesfalls aber zu Nahrungszwecken verwendet werden, wenn es stammt von Tieren, die an Rinderpest oder an einer anderen Seuche, an Erschöpfung infolge von Mißhandlung oder von Schädigungen während des Transports eingegangen sind, ferner von Tieren, die an Gebärmutterentzündung, Starrkrampf, Bauchfellentzündung, Blutvergiftung, Krebs, Gelbsucht, an Diphtherie, Rotlauf, Schweineseuche, Schweinepest, Trichinen, schwerer Finnenkrankheit, ausgebreiteter Tuberkulose oder an Aktinomykose, an Wassersucht, Nieren-

---

[1]) Veröffentl. d. Kaiserl. Gesundheitsamts 1889, Ergänzungsheft, S. 145*.

entzündung, Blasensteinen und Steinen in der Harnröhre gelitten haben, sofern dadurch Urämie und Ammoniämie des Blutes eingetreten ist, ferner das Fleisch von Tieren, die an Vergiftung eingegangen sind, oder das durch den Gebrauch von Arzneimitteln einen besonderen Geruch oder Geschmack angenommen hat.

Das Fleisch von Tieren, die an Maul- und Klauenseuche, Lungenentzündung, Schafpocken, ansteckendem Versiegen der Milch bei Schafen, Kälberruhr erkrankt sind und auf tierärztliche Anordnung getötet werden, kann, wenn es nach vorangegangener Untersuchung als zum Genusse geeignet erachtet wird, zum Verkehre zugelassen werden. Desgleichen kann das Fleisch von Tieren, die infolge äußerer Verwundungen, Aufblähung, Blitzschlag usw. gefallen oder getötet sind, nach vorangegangener Untersuchung als Nahrungsmittel verwendet werden.

In allen in dem vorstehenden Absatz genannten Fällen muß das Fleisch auf der Freibank („bassa macelleria") verkauft werden. Dasselbe ist der Fall, wenn es sich um Fleisch handelt von Tieren, die mit „griechischem Heu" (trigonella foenum graecum) gefüttert wurden und danach erkrankt sind. Das Fleisch solcher Tiere soll einen abnormen Geruch haben.

Fleisch und Speck von leicht finnigen Schweinen dürfen nur nach vorherigem langen Kochen in den öffentlichen Schlachthäusern oder in anderen von der Sanitätsbehörde überwachten Örtlichkeiten in den Handel gebracht werden.

In allen Fällen, in denen nur einzelne innere Teile von einer Krankheit befallen oder von Parasiten durchsetzt sind, sind diese Teile unschädlich zu beseitigen, das übrige aber ist dem freien Verkehre zu überweisen.

Das Fleisch tuberkulöser Tiere wird zum freien Verkehre zugelassen, wenn die Krankheit auf einzelne Organe in genau umschriebener Weise begrenzt ist und die Tiere sich in gutem Ernährungszustande befinden.

Ist die Krankheit zwar auf ein Organ beschränkt, hier aber in schwerer Form vorhanden, so ist das Fleisch nur nach vorherigem Kochen während wenigstens einer halben Stunde dem Verkehre zu überlassen. Das Kochen hat unter Kontrolle der Sanitätsbehörde nach Entfernung der kranken Teile sowie derjenigen Eingeweide, die im ganzen unschädlich beseitigt werden müssen, zu erfolgen.

Die Einführung frischen Fleisches für den öffentlichen Verkauf oder zur Herstellung von Nahrungsmitteln in eine andere Gemeinde als diejenige, in der die Schlachtung erfolgte, ist folgenden Beschränkungen unterworfen:

a) Die Fleischstücke müssen mit einem besonderen Stempel der Gemeindebehörde des Herkunftsortes versehen sein,

b) Sie müssen von einer Erklärung dieser Behörde begleitet sein, worin gesagt ist, daß die mit Stempel versehenen Stücke von Tieren herrühren, die in einer den gesetzlichen Vorschriften entsprechenden Weise geschlachtet wurden.

Die sanitäre Überwachung erstreckt sich auch auf den Handelsverkehr mit Fleisch kleiner Tiere („animale da cortile"), wie Geflügel, Kaninchen und auf Wild.

Eine Verschiedenheit der Organisation der Schlachtvieh- und Fleischbeschau in den Städten und auf dem Lande besteht grundsätzlich nicht. Hausschlachtungen unterliegen, soweit bekannt ist, nirgends der Beschau.

Pferdefleisch darf nur in besonderen, ausschließlich dem Verkaufe solchen Fleisches dienenden und zu diesem Zwecke äußerlich gekennzeichneten Räumen verkauft werden. Hunde werden nicht geschlachtet.

Über die Errichtung von Schlachthäusern ist nach der zum allgemeinen Sanitätsgesetz vom 22. Dezember 1888 (vergl. S. 33) ergangenen Verordnung vom 3. Februar 1901 bestimmt, daß jede Gemeinde mit einer zusammenwohnenden Bevölkerung von über 6000 Einwohnern wenigstens ein von der Gemeinde-Sanitätsbehörde überwachtes Schlachthaus besitzen muß. Wo in einer Gemeinde ein öffentliches Schlachthaus errichtet ist, darf außerhalb des Schlachthauses nicht mehr geschlachtet werden. In denjenigen Gemeinden oder Teilen von solchen, in denen kein öffentliches Schlachthaus vorhanden ist, sollen Maßnahmen getroffen werden, die eine dauernd wirksame sanitäre Überwachung des Fleisches der Schlachttiere sichern. Allgemeine Vorschriften für die Einrichtung und den Betrieb von Schlachthöfen bestehen nicht. Die Schlachthäuser sind meist nach dem Zellensystem gebaut. Vielfach sind innerhalb der Schlachthofanlagen Einrichtungen zur unschädlichen Beseitigung beschlagnahmter Tierkörper oder einzelner Fleischteile vorhanden (der Destruktionsapparat von de la Croix ist weit verbreitet). Auch Vorrichtungen zum Kochen des zum Genusse bedingt tauglichen Fleisches sind allenthalben vorgesehen. Von der gesetzlich vorgeschriebenen Einrichtung der Freibank scheint jedoch im allgemeinen wenig Gebrauch gemacht zu werden. Kühlhausanlagen sind vorläufig noch selten. Nur das Schlachthaus in Turin ist mit einer solchen Anlage ausgestattet. Private Kühlhäuser außerhalb der Schlachthöfe sind dagegen in mehreren Städten, wie Mailand, Bologna und Genua vorhanden.

Schlachtviehmärkte sind nur vereinzelt mit den Schlachthäusern verbunden. Soweit vorhanden, sind in der Regel beide Einrichtungen städtisch. Dabei ist der Betrieb häufig so geregelt, daß die Städte die Verwaltung an Privatgesellschaften übertragen und sich nur die gesundheits- und veterinärpolizeiliche Überwachung vorbehalten haben.

Für tierärztliche Überwachung der Schlachtviehmärkte und Schlachthäuser ist überall gesorgt. In der Regel sind die Schlachthofdirektoren Tierärzte, und es sind ihnen zur Unterstützung noch andere Veterinärbeamte in entsprechender Anzahl unterstellt. Jedes auf den Schlachthof verbrachte Tier wird zunächst lebend untersucht; nach der Schlachtung findet die Fleischbeschau statt. Kein Tierkörper oder Teil eines solchen darf vom Schlachthof entfernt werden ohne Nachweis der stattgehabten veterinärpolizeilichen Untersuchung. Die Durchführung der Kontrolle wird außerordentlich begünstigt durch das Bestehen der Schlachtsteuer in fast allen größeren Stadtgemeinden. Die Schlachthöfe und Viehmärkte liegen außerhalb der Steuergrenze, sind aber von ihr ganz umschlossen, so daß alles aus ihnen in die betreffende Stadt oder nach außerhalb verbrachte Fleisch oder Vieh das Steueramt berühren muß, wo die entsprechende Kontrolle ausgeübt wird. Die gleiche Kontrolle gilt auch für das von anderen Gemeinden oder vom Lande eingeführte geschlachtete Fleisch. Da die Steuer fast durchweg nach dem Lebendgewicht berechnet wird, so ist nicht nur für das Vorhandensein von Wiegegelegenheiten gesorgt, sondern es besteht auch der Wiegezwang als Voraussetzung für die Durchführung des Handels nach Lebendgewicht, der auf den italienischen Märkten hauptsächlich stattfindet.

Für den Betrieb der Schlachthäuser und der Viehmärkte sind unter Festsetzung der Gebührentarife besondere Vorschriften erlassen.

B. Ergebnisse der Schlachtvieh- und Fleischbeschau.

Die Ergebnisse der Schlachtvieh- und Fleischbeschau (Statistik) werden von den einzelnen Städten, in denen Schlachthöfe errichtet sind, festgestellt und in den Gemeindenachrichten veröffentlicht. Jeder Leiter eines Schlachthofs und Schlachtviehmarkts oder die mit der Überwachung betrauten Tierärzte sind zur Führung besonderer Listen über die Ergebnisse der Beschau verpflichtet.

C. Versorgung mit Fleisch und Fleischverbrauch.

Mit der wachsenden Konsumkraft des italienischen Volkes gewinnt die Frage der Fleischversorgung der Städte immer größere Bedeutung. Bisher geschah die Versorgung meist unmittelbar aus den nächstgelegenen Bezirken. Von der Art und dem Stande der Viehzucht in der näheren Umgebung einer Stadt hing die Eigenart ihrer Fleischversorgung ab. Vielfach ist dies auch jetzt noch der Fall, für Rom ist z. B. der starke Verbrauch der Lämmer der Campagnaschafe („Agnelli") eigentümlich; der Rindfleischbedarf wird aus der Campagna, aus Toskana, Umbrien und Sardinien, der Schweinebedarf aus den Abruzzen, dem Neapolitanischen, den Marken und Sardinien gedeckt. Palermo ist ein starker Verzehrsort für Zicklein („Capretti"), während es mit Rindfleisch sehr schlecht versorgt und zum Teil auf die Zufuhr aus Galatz, Odessa und Sardinien angewiesen ist. In Neapel spielt die Versorgung mit dem Fleische der Büffel aus dem Gebiete von Salerno eine Rolle; Schweine liefert die Umgebung Neapels selbst und die reichen Weiden, die die capuanische Ebene begrenzen, versorgen die Stadt hauptsächlich mit Rindvieh. Florenz rühmt man nach, daß es das beste junge Stier- und Färsenfleisch habe; vorzugsweise kommt hier Jungviehfleisch zum Verbrauch aus den umliegenden toskanischen Kleinwirtschaften, deren Viehzucht nur darauf gerichtet ist, Ersatz für die abgehenden Arbeitsochsen zu gewinnen, und die alles andere Jungvieh abstoßen. In Bologna sieht man viel ausgemästetes altes Vieh auf dem Markte, entsprechend der dort vorhandenen sehr entwickelten Fleischwarenindustrie. Das gleiche trifft für Mailand zu, wo außerdem viele abgemolkene Kühe aus den Abmelkwirtschaften der Umgegend zum Verzehr kommen. Die Bedürfnisse der starken Arbeiterbevölkerung der oberitalienischen Industriestädte bestimmen hier die Art der Verbrauchsware. Sehr verbreitet ist in Italien der Konsum von Kalbfleisch. Sogenanntes schwarzes Fleisch der ausgewachsenen Rinder und Büffel findet dagegen namentlich im Süden wenig Aufnahme; es dient vorzugsweise als Kochfleisch. Der Verbrauch an Schweinefleisch erstreckt sich in den meisten italienischen Städten nur auf die Zeit vom Oktober bis April; vielfach sind die Märkte in der übrigen Zeit für Schweine überhaupt geschlossen.

Der Fleischverbrauch auf dem Lande ist zwar an sich gering, in den letzten 30 Jahren aber doch im Wachsen begriffen. Trotz der erheblichen Vermehrung der

Viehbestände Italiens wird von Zeit zu Zeit das Ausland zur Fleischversorgung herangezogen. So fand im Jahre 1908 eine erhebliche Zufuhr von Vieh aus Österreich-Ungarn statt, ebenso aus Serbien, auch aus der europäischen Türkei haben sich Beziehungen der Vieheinfuhr entwickelt. Nach Genua werden seit den letzten Jahren Transporte argentinischen Viehes regelmäßig geleitet.

Versuche der Einfuhr gefrorenen und gekühlten Fleisches sind in verschiedenen Städten, hauptsächlich in Oberitalien gemacht worden. Die von verschiedenen Seiten angeregte und von privaten Unternehmern bereits in Angriff genommene Einrichtung von Gefrier- und Kühlhäusern rechnet wesentlich damit, gefrorenes ausländisches Fleisch einzuführen und zu lagern, wenngleich bis jetzt die Aufnahme dieses Fleisches bei den Italienern noch keine günstige gewesen ist.

An frischem Fleische und Fleischwaren sowie an Fett und Schmalz besteht Ein- und Ausfuhr.

In den Jahren 1906 bis 1908 betrug

Von	die Einfuhr			die Ausfuhr		
	in Doppelzentnern					
	1908	1907	1906	1908	1907	1906
Fleisch, frisch und gekocht . . .	12 779	2 182	5 006	14 746	14 610	16 034
„ gepökelt, geräuchert und sonst zubereitet. Schinken . . .	1 148	1 833	201	2 051	3 598	1 147
Speck	61 229	35 147	14 987	147	245	111
anderem Fleisch	3 406	1 690	2 216	21 212	19 736	21 324

Die Ausfuhr an frischem Fleische überwog demnach mit Ausnahme des Jahres 1908 die Einfuhr erheblich; sie ging in der Hauptsache nach der Schweiz. An Schinken und Speck ist die Einfuhr weit überwiegend; Hauptlieferant sind die Vereinigten Staaten von Amerika. Dagegen hat Italien an Fleischwaren anderer, nicht näher bezeichneter Art, worunter wohl hauptsächlich Würste zu verstehen sind, eine überwiegende Ausfuhr. Im ganzen genommen besteht aber an Menge wie an Wert ein Überschuß der Einfuhr über die Ausfuhr.

Über die Größe des Fleischverbrauchs liegt keine zureichende Statistik vor. Obgleich in fast allen Städten Schlachtsteuer erhoben wird und dadurch die Möglichkeit einer genauen Ermittlung des Fleischverbrauchs gegeben wäre, sind die bisher angestellten Versuche, eine Statistik des Verbrauchs an Nahrungsmitteln zu erhalten, ergebnislos gewesen.

In dem amtlichen Jahrbuch für Statistik hat man überhaupt davon abgesehen, für den Verbrauch von Fleisch Angaben zu machen, weil die Notizen, die bekannt werden, in hohem Maße unsicher und widerspruchsvoll seien. Eine Berechnung der Generaldirektion der Steuern hat für die drei Jahre 1890/92 einen mittleren Verbrauch von frischem und zubereitetem Fleisch und Speck von 11,5 kg pro Kopf der Bevölkerung ergeben. Dagegen gelangte das Ministerium für Landwirtschaft, gestützt auf eine Viehzählung von 1881 und auf Annahmen der jährlichen Bestandzunahme der Schlachtungen, der Angaben für mittlere Lebendgewichte und dergleichen für die gleiche Zeit zu einer Berechnung, die auf 17,5 kg Fleisch pro Kopf der Bevölkerung hinauskam. Neuerdings wurde von der Generaldirektion des öffentlichen Gesundheitswesens eine Statistik der geschlachteten Tiere und des Verbrauchs an Fleisch im Jahre 1903 bearbeitet. Diese Statistik weist für jede Gemeinde u. a. nach die Zahl der geschlachteten Rinder, Schafe, Schweine, Ziegen und Pferde, das mittlere Lebendgewicht der einzelnen Schlachtstücke und das daraus berechnete Gesamtgewicht. Sie kommt damit zu folgendem Ergebnis:

Art der geschlachteten Tiere	Zahl der geschlachteten Tiere	Rohgewicht der geschlachteten Tiere im ganzen Doppelzentner
Rindvieh	1 492 369	4 407 856
Schafe und Ziegen	4 275 592	587 264
Schweine	1 504 427	1 839 582
Pferde	35 110	81 934
Im ganzen	7 307 498	6 937 931.

Rechnet man zu diesem gesamten Rohgewicht der geschlachteten Tiere noch 22 400 Doppelzentner Fleisch als Ergebnis der Mehreinfuhr an frischem und zubereitetem Fleisch usw., so erhält man als Gesamtverbrauch 6 960 331 Doppelzentner, der auf die Bevölkerung von 1901 berechnet einen mittleren Verbrauch von 21 kg auf den Kopf der Bevölkerung ergeben würde. Es sind aber gegen diese Statistik erhebliche Einwände gemacht worden, insbesondere dahin, daß das angenommene mittlere Lebendgewicht zu hoch, die angenommene Zahl der geschlachteten Tiere dagegen zu niedrig gegriffen worden sei. Unter Berücksichtigung dieser Einwände würde man zu einer erheblich niedrigeren Verbrauchsziffer gelangen.

In einer Arbeit über die Lebensmittelversorgung der Stadt Rom wird der jährliche Fleischverbrauch auf den Kopf der Bevölkerung in Italien auf 19,9 kg und vergleichsweise derjenige Österreichs auf 29,00, Frankreichs auf 35,6, Deutschlands auf 44,8 und Großbritanniens auf 59,87 kg angegeben. Als Verbrauch auf den Kopf der Bevölkerung in einzelnen italienischen Städten werden mitgeteilt für die Jahre

	1903	und	1905
Mailand	74,29 kg		77,00 kg
Florenz	35,83 „		49,00 „
Turin	31,59 „		42,00 „
Rom	39,40 „		38,50 „
Genua	33,51 „		37,00 „
Venedig	27,00 „		30,00 „
Neapel	20,02 „		22,00 „
Palermo	13,01 „		16,00 „
Messina	13,00 „		15,00 „
Teramo	6,00 „		7,00 „
Trapani	4,00 „		4,00 „.

Wenn die vorstehend angegebenen Zahlen vielleicht auch nicht unbedingt zuverlässig sind, so läßt sich aus ihnen doch erkennen, daß in Italien im ganzen genommen der Fleischverbrauch nicht sehr hoch ist, ferner daß der Fleischverbrauch von Norden nach Süden zu sich stark vermindert, daß sich aber in den italienischen Städten im allgemeinen eine Zunahme des Fleischverbrauchs bemerkbar macht.

D. Vieh- und Fleischpreise.
Zustandekommen der Preisnotierungen.

Ermittlung und Statistik der Vieh- und Fleischpreise sind in Italien nicht so entwickelt und organisiert, daß es möglich wäre, ohne weiteres eine zusammenfassende und vergleichende Darstellung der Preisbewegung zu geben.

Die Ermittlung der Preise auf den Schlachtviehmärkten erfolgt meist durch Befragung seitens der Organe der Schlachthof- oder der Veterinärverwaltung. Auf einzelnen Märkten sind für die Preisnotierung besondere Kommissionen eingesetzt.

Nach der für den öffentlichen Schlachtviehmarkt in Mailand erlassenen Vorschrift erfolgt die Veröffentlichung des amtlichen Preisberichts für das auf dem Markte verkaufte Vieh durch die Direktion. Die Redaktion des Berichts ist einer Kommission anvertraut, die vom Gemeinderat, der Handelskammer und dem Agrarkonsortium ernannt wird. Für Rom besteht die Bestimmung, daß am Tage des Hauptmarkts vor Beginn des Marktes auf dem Viehhof und Schlachthof eine Liste der Maximal- und Minimalpreise angeschlagen wird, die als Norm für den Abschluß von Verkäufen an diesem und den anderen Tagen zu dienen hat. Die Preise werden von einer Kommission bestimmt, bestehend aus einem Vertreter der Gemeinde oder in seiner Abwesenheit aus dem Schlachthofdirektor als Vorsitzendem, aus zwei Vertretern der Händler, die von dem Gemeinderat aus der Zahl der Haupthändler am Markte ernannt werden, aus zwei Maklern, die von der Handelskammer ernannt werden, und ferner, aus zwei Schlächtern, die vom Gemeinderat aus der Zahl der Groß- und Ladenschlächter ernannt werden. Es handelt sich sonach in Rom anscheinend nicht um eine freie Preisbildung und -ermittlung, sondern um eine amtliche Preisfestsetzung.

Auch in Turin besteht eine Kommission, in Florenz werden die Preise durch Veterinäre und Verwaltungspersonal ermittelt, in Bologna besteht eine Kommission. Überall aber sind die die Preise ermittelnden Organe auf freiwillige Angaben angewiesen.

Die Veröffentlichungen der Preise erfolgen im allgemeinen ziemlich summarisch ohne eingehende Trennung der Tiergattungen oder gar der Fleischqualitäten.

Die Mitteilungen über die Preise auf dem Viehmarkt in Mailand unterscheiden die Haupttiergattung nach 1., 2. und 3. Qualität und enthalten die Preise für Lebendgewicht in einer Angabe, für Schlachtgewicht dagegen in einer Minimal- und Maximalangabe. Turin bringt in einem wöchentlichen Ausweis den Auftrieb von Milchkälbern, Kälbern, Ochsen, Jungtieren nach der Entwicklung des Gebisses in zwei Klassen unterschieden, ferner von Färsen, Stieren, Kühen, Schweinen, Ziegen, Hammeln, Schafen, Schaflämmern und Ziegenlämmern und gibt die Fleischpreise hierfür in einer Maximal- und Minimalangabe für das Kilogramm an.

Bei sämtlichen preisstatistischen Ermittlungen macht sich der Mangel an Einheitlichkeit fühlbar.

Bei den Preisvergleichungen zwischen den italienischen Städten und Landesteilen und zwischen Italien und dem Ausland muß wohl darauf geachtet werden, daß Vieh und Fleisch, abgesehen von den verschiedenen Gebühren auf Märkten und Schlachthöfen, einer sehr hohen Besteuerung unterliegen, deren Höhe in den verschiedenen Städten erheblich voneinander abweicht.

E. Verbote und Beschränkungen der Einfuhr von Fleisch und Fett.

Nach Artikel 3 der Verordnung, betreffend die Einfuhr von Tieren und tierischen Rohstoffen, vom 31. März 1898[1]) ist die Einfuhr von gesalzenem, geräucherten oder in anderer Weise zur Konservierung zubereiteten Schweinefleisch im allgemeinen verboten. Sie ist aber gestattet, wenn Sendungen solchen Fleisches aus Österreich-Ungarn, Serbien, Deutschland, der Schweiz, Frankreich, Dänemark oder aus den Vereinigten Staaten von Amerika kommen und von einem Gesundheitsatteste der Behörde des Ursprungslandes begleitet sind.

Unbeschadet der vorstehenden Bestimmungen im Artikel 3 ist vorgeschrieben, daß die einzuführenden Erzeugnisse und tierischen Bestandteile von einem von der Lokalbehörde ausgestellten Gesundheits- und Ursprungsatteste begleitet sein müssen, das von dem zuständigen italienischen Konsul oder Konsular-Agenten zu beglaubigen ist. Die Einfuhr von geschmolzenem Schweineschmalz, nicht aber von Schweinespeck, kann laut Verfügung der italienischen Regierung vom 8. August 1903[2]) ohne diese Atteste stattfinden.

Die Einfuhr von frischem, konservierten, gesalzenen oder sonstwie zubereiteten Fleische sowie von Fett und Schmalz nach Italien in Mengen bis zu 5 kg ist ohne jede tierärztliche Untersuchung zugelassen, mögen diese tierischen Erzeugnisse von Reisenden mitgeführt, oder in Postpaketen, Eisenbahnfrachtstücken oder in sonstiger Weise befördert werden[3]).

F. Ausfuhrschlächtereien.

Schlächtereien, die sich ausschließlich oder in der Hauptsache mit der Ausfuhr von frischem Fleische befassen, gibt es in Italien nicht. Dagegen sind in einzelnen Städten verschiedentlich gewerbliche Anlagen für die Herstellung von Dauerfleisch- und Wurstwaren vorhanden, von denen nebenbei eine erhebliche Ausfuhr nach dem Ausland stattfindet. Ein Hauptplatz für die Herstellung und Ausfuhr von Wurstwaren und Schinken ist z. B. Bologna.

G. Trichinenschau. Staatliche Schlachtviehversicherung.

Eine Untersuchung der geschlachteten Schweine auf Trichinen findet nicht statt. Auch eine staatliche Schlachtviehversicherung ist in Italien nicht eingerichtet.

---

[1]) Veröffentl. d. Kaiserl. Gesundheitsamts 1898, S. 378. — [2]) Desgl. 1903, S. 735. — [3]) Bekanntmachung vom 17. April 1903 — Bulletino Uffiziale delle Direzioni Generali delle Gabelle e delle Privatie 1903 unter Nr. 24, S. 91.

If you have any concerns about our products,
you can contact us on
ProductSafety@springernature.com

In case Publisher is established outside the EU,
the EU authorized representative is:
**Springer Nature Customer Service Center GmbH
Europaplatz 3, 69115 Heidelberg, Germany**

Printed by Libri Plureos GmbH
in Hamburg, Germany